[珍藏版]

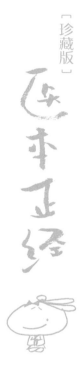

医本正经

懒兔子

著＋＋绘

科学技术文献出版社
SCIENTIFIC AND TECHNICAL DOCUMENTATION PRESS

·北京·

图书在版编目（CIP）数据

医本正经：珍藏版 ／ 懒兔子著绘．—北京：科学技术文献出版社，2019.3（2025.2重印）

ISBN 978-7-5189-5244-1

Ⅰ．①医… Ⅱ．①懒… Ⅲ．①常见病—中医治疗法 Ⅳ．① R242

中国版本图书馆 CIP 数据核字（2019）第 024816 号

医本正经（珍藏版）

责任编辑：杜新杰　王治华　　产品经理：王若冰　　特约编辑：陈阿孟

出　版　者	科学技术文献出版社
地　　　址	北京市复兴路 15 号　邮编　100038
编　务　部	（010）58882938，58882087（传真）
发　行　部	（010）58882868，58882870（传真）
邮　购　部	（010）58882873
销　售　部	（010）82069336
官 方 网 址	www.stdp.com.cn
发　行　者	科学技术文献出版社发行　全国各地新华书店经销
印　刷　者	三河市中晟雅豪印务有限公司
版　　　次	2019 年 3 月第 1 版　2025 年 2 月第 20 次印刷
开　　　本	880×1230　1/32
字　　　数	225 千
印　　　张	10.5
书　　　号	ISBN 978-7-5189-5244-1
定　　　价	49.80 元

前言

如果，时光

可以重来

我的父母都是下乡知青，两人 18 岁就去了内蒙古。一待就是整整 30 年。

我是在他们 27 岁那年出生的，一岁时，我就被送回了父母的老家——南京。从那以后，我就一直和我的爷爷奶奶、姥姥姥爷生活在一起。周一到周五爷爷奶奶管，周末姥姥姥爷管。

* * *

我爷爷奶奶都是高级知识分子，在 20 世纪 80 年代就已经是名校的教授，他们对我的学习有很高的要求，管束严格。可还是应了"富不过三代"的那个说法，知识也是财富的一种，智商和学习能力这件事儿，到了我这一辈，算是彻底没落了。

每次拿到我的考试成绩，爷爷都会暗自叹息，我总开导他："一个家庭的知识总量是有限的，我们家的知识都被您和奶奶占用了，留给我们后代的，不多啦……"

* * *

上了高中以后，爷爷奶奶逐渐接受了我是一个学习不太好的孩子这个事实。他们对我的要求也降低到只要能考上大学就好，自费的也行。不能没学上，这是他们给我的底线。于是我严格按照底线要求，上了一所很普通的大学，选择了一个普通专业，成了一名普通的胖学生。

从进入大学的第二学期开始，大家都慢慢清闲下来的时候，我开始变得很忙。因为第一学期我挂掉了高等数学和高等物理两门课，我先是忙着补考，后来忙着重修。叔叔姑姑们看到我寒假回家还在看高等数学的书，特别高兴，说我总算开窍了，知道用功了。只有爷爷奶奶很冷静，他们淡淡地替我解释："如果不是开学要补考，怎么可能大过年的看数学书！"

文化人确实很难糊弄，知识分子最难搞，还是我姥姥姥爷好，他们没啥大文化，我放假回家他们只关心我的体重，胖了就高兴，瘦了就着急，对我的要求就是身体好。所以在姥姥姥爷面前，我总是最棒的。

* * *

我这辈子，除了大学那四年，其他时间几乎都在南京。爷爷奶奶、姥姥姥爷承担了我成长岁月中所有的吃喝拉撒、喜怒哀乐。两边的家里，第三代都有七八个孩子，唯有我，是一直和他们在一起生活的。他们看着我长大，我看着他们老去。

＊　＊　＊

姥爷在他 70 岁那年的春节突发心脏病，猝然离世。前后不到几个小时，在我们还没有反应过来的时候，他就这么干净利索地走了。直到很久，我都没能回过神来，总觉得他还在，他总是皱着眉头在楼梯口嘱咐我和表姐，出去玩儿早点回来，到处都是坏人。

那年我 20 岁。

＊　＊　＊

十多年后，大概在 2010 年，身体一向很好的奶奶，突然被发现得了阿尔茨海默病。说是突然，其实只是那时候被确诊了而已，之前她已有很多症状，只是因为我们不懂医，所以被完全忽略了。比如说，她开始变得多疑、胆小，总觉得家里有人要害她，要偷她的东西。常常刚刚吃完饭就忘记了，怪我们不给她饭吃，却对小时候的事情如数家珍。拉着我说话，动不动就是："那是 1933 年的冬天……"

在我眼里，奶奶成了一个爱回忆的脾气古怪的老太太，可是她其实是生病了，而我们一无所知，错过了给她治疗的最佳时间。

后来，一直保持读书习惯的奶奶已经无法阅读了，她的思想开始变得非常混乱，会情绪不稳定，会走丢，会哭闹。再后来她常常生病，无法自己吞咽，呼吸困难。全家人就这么束手无策地把她送进医院，看她在病房里躺着，用呼吸机和鼻管维持生命。

那时候的她，成了婴儿，不认识任何人，唯一知道是亲人的，就是我爷爷。她总是拉着我爷爷的手，低声地喊："爸爸，爸爸……"这个她深爱的男人，在她脑海里也早就消失了，她记得的，其实是她的爸爸。

奶奶这辈子看过那么多的书，做过那么多的学问，在最后的时光，全部在她的记忆里化为灰烬。她深爱的这些亲人，化为灰烬。她人生所有的过往和经历，化为灰烬。

而我，作为一个"陌生人"，就这么看着她的生命一点一滴地从身体里剥离。

我什么也没为她做，因为我什么也不会。

* * *

爷爷在奶奶去世后不久，也住到了医院里。爷爷好幸运，头脑一直非常清晰，讲什么都记得住，没事儿就在病房里听大戏。我跟他讲很多的家长里短，他跟我讲很多的"台湾政局"。可是他总咳嗽，不停地吐痰，他睡不好觉，腹痛难忍。

他一身的问题，上至肺部感染、心脏病，下至胰腺癌、前列腺癌。而在这期间，家人的饮食护理不当，也给他的身体不断增加负担，导致病情一直恶化。可是爷爷的求生意志非常强，他居然扛过了手术后在重症监护室的那一个月。当时93岁高龄的他离开重症监护室时，医生也说这是个奇迹。

但是在仅仅几十天后，爷爷因为清晨的时候一口痰卡在气管，就这么突然走了。

我什么也没为他做，因为我什么也不会。

* * *

四位老人中，就只剩下姥姥了。姥姥平时一个人住，家里有个住家的阿姨。姥姥身体一直很好，94岁了，还能下楼去买菜，和邻居聊家常。我女儿最喜欢吃太姥姥烧的鱼，每次我们回家，姥姥都亲自下厨，左手拿菜刀，土豆丝比我切得细多了。

当时我已经开始学习中医，可是因为不住在一起，不能常常见面，所以很难时刻照顾她，也只能嘱咐阿姨多做些清淡的食物，少油腻。可是去年四月，姥姥感冒了，她对谁都没说，等我姨妈她们回家看她的时候，已经咳嗽得有点喘了。

将姥姥送到医院后，二话没说就被医生留下住院。因为有咳嗽、发烧等症状，被确定为肺炎。大剂量的抗生素和退烧药就这么不由分说地全用上了。等我赶到医院时，姥姥身体已经被插满了管子，因为用了退烧药物，身上的汗水把衣服全都浸透了。

可是，烧退了又烧，医院就反复使用抗生素和退烧药。肺部淤积了大量的痰涎，护士就用吸痰器，从嘴里伸到气管吸。由于要不停地转动管子，捣来捣去，姥姥嘴巴和气管全破了，吸出来的除了痰，都是血。

姥姥刚进医院的时候，是严重的咳嗽，但神志清醒，精神状态也还好。但是在医院待了三天后，神志基本已经迷糊不清。她没法说话，不能吃饭，无法喝水，所有的意愿都只能靠眼神表达。我好着急，去找医生问可不可以用中药，医生说，这是西医院，如果要用中药，只能转院。医生态度很好，也很负责，可是西医的治疗方法，实在让我无法苟同。

我跟我妈说，我们把姥姥带回家自己治疗好不好，让我来治疗好不好？可是我妈说，姥姥年纪太大，现在情况已经很危急了，如果这样折腾回家，出了事谁来承担责任？她说得对，舅舅姨妈们不会同意的，我也没有万全的把握。

听了这话，我怕了。我只能趴在姥姥身上嘤嘤地哭。我知道，此时每一滴抗生素都在熄灭姥姥身体里的阳气，每一次打退烧针，都会让她元气大伤。她最后的生命力，就随着这一身身的汗，快速地消耗掉了……

姥姥原本只是感冒咳嗽，如果一开始就用中医治疗，绝对不至于会这样，绝对不至于！

18 天。一场感冒夺走了我身边最后一位老人的生命。在姥姥临去世的那天早上，她突然清醒，拉着我的手，含混不清地说："回……家……回……家……"那是姥姥对这个世界说的最后一句话。

我什么也没为她做，因为我不敢承担治不好她的后果。我是一个胆小鬼。

＊ ＊ ＊

爷爷奶奶、姥姥姥爷，他们曾经是我生命中的天，现在都已经不在了。他们不在了，大家也就散了，我再也没有"老家"可回。除了姥爷，走的时候不那么痛苦，另外三位老人，走前都"受尽折磨"。

那么爱面子的爷爷，那么爱漂亮的奶奶，那么会收拾自己的姥姥，在人世间最后的日子，都是一丝不挂，身上插满了管子，大小便失禁。那一辈子的自尊自爱，到最后都和衣服一起，被扒光丢弃了。

而我，被他们一手拉扯大的我，什么也没有为他们做，因为我学中医太晚了。

＊ ＊ ＊

如果老天爷可以给我一个重新来过的机会，我想对爷爷奶奶、姥姥姥爷说，让我来照顾你们，让我来治疗你们。姥爷，心脏病中医可以治，不用开刀。奶奶，阿尔茨海默病中医可以预防，喝点儿药，按按脚就好了。爷爷别怕，即使癌症来了，中医一样可以让你带癌生活，保证质量。姥姥，治疗感冒咳嗽我最拿手了，我一定可以让您好起来。

可是，这世界上没有重来……

2017 年的春节，我过得特别孤单。大年初一的早上，我和爸妈就静静地待在家里，无处拜年。

目 录

第三章　女人就应该对自己好一点儿

兔子，快教我……

你怎么了？

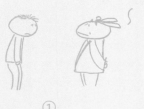

①

我失恋了，睡不着觉，
吃了很多药都没用。

怎么会
失恋了呢？

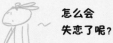

②

什么药？快说啊！

新的女朋友。

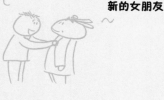

⑤

几个月后……

嘿！兔子！

精神不错嘛！

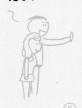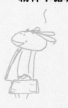

⑥

第一章

我们都应该
知道的那些事儿

其实都怪我，
我嫌我女朋友胸小，
结果她去隆胸，
隆完就和别人好上了。

唉，古人早就说过，
女大不中留啊……

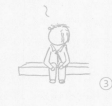

③

那我现在该怎么办啊？
给我点儿治失眠的药，治脾胃的药，
治抑郁的药，治……

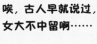

好了，好了，
你现在只需要一味药。

④

找了新的女朋友，
我什么病都好啦！

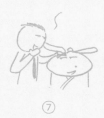

⑦

这就是中医，
治病治根儿！

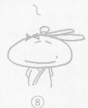

⑧

我有个朋友，自小就很漂亮，一直是"那些年我们一起追过的女孩儿"，享受过美貌带给她的很多"额外"幸福。时光荏苒，岁月并没有因为她的美貌而对她有所眷顾，如今已经 40 岁出头的她，同样要面临身体衰老带来的种种变化。意外地，她绝经了。

她为此特别害怕和着急，四处求医，不是因为绝经本身，而是因为她怕绝经后会加速衰老，让她引以为豪和习以为常的美貌就这么失去了。

她去看医生的时候跟医生说："一定要治好我的绝经，相比之下，我宁愿有心脏病。"

与衰老相比，她宁愿有心脏病。为什么呢？因为她怕失去她比别人多出的美貌，她的拥有反而成了负担，成了魔怔。她之所以不在乎心脏，是因为她并没有比别人"更加"拥有，健康的心脏是大多数 40 岁人的标配，所以没什么可珍惜的。

当官的人，最怕失去的是权力；有钱的人，最怕的是经济破产；学霸，最怕失去的是高分；美人，最怕失去的是美丽……那些远比别人更多的"拥有"，反而成了人生的负累——**我们最怕的其实不是得不到，而是失去！**

我们常常陷在这种害怕失去的痛苦中难以自拔，甚至会献出其他更加宝贵的东西作为挽留的代价：当官的丧失了品行、有钱人不守规则、学霸的青春孤独、美人各种整形……

那么现在想想，健康，是不是也曾作为我们挽留"拥有"而付出的代价呢？比如，为了保住仕途而整日喝酒应酬；为了成绩优异而长时间伏案苦读；为了保持身材而加大运动量和节食；为了保持企业的持续竞争力而常年四处劳苦奔波……

所以很多人都生病了，因为他们没有意识到健康也是他们拥有的东西之一。大多数人都会觉得，别人也有的，就不算拥有；只有拥有别人没有的人生，才算成功。

真的太傻了。

如果没有健康，那么权力、金钱、分数和美貌……都是幻象。

只可惜，认识到这点时，很多人已经无法挽回。**心安理得地做个和大多数人一样的普通人，在现今的社会，已经被扭曲为无能。**

中医治病，首先是治心，若心不能静、不能安，治好了头，肩膀会生病，治好了肩膀，肚子会生病，治好了肚子，脚丫子会生病……无穷无尽。

所以很多人常常抱怨自己身体不好，那么就从现在开始想一想，**我们当初是为了保住什么，拿健康去交换了。**然后找到这个病根儿，放下它，再去调理你的身体，否则你永远好不了。那些常年生病，反复生病的人，就是放不下的东西太多了。

本来，我活得特别自在，写自己喜欢的东西，看自己喜欢的书，无忧无虑、无牵无挂，无论朋友什么时候来找我，只要一个电话我就立刻出去见面，吃饭、聊天、喝茶。可是自从我有了微信公众号，有越来越多的读者关注后，我反而不淡定了。常常为了要写什么而苦思冥想，为了后台的留言喜怒哀乐。以前晚上 10 点之前肯定睡了的我，现在经常在 10 点以后才开始写东西。

朋友的电话、微信，再也不能及时回复，见面已经成了奢侈的娱乐。为了留住读者的关注和喜爱，为了凭空比别人多出的那些幸福，我又是拿什么做了交换呢？

没有谁比谁活得更高明。

所以，健康说难很难，说容易也很容易，就看我们怎么对待生活了。

02

注意力

让我们生病了

　　前一阵子，我听了一位中医老师的几堂课，老师说了一些关于疾病的观点，使我深受启发，感触良多。

　　他提到，是我们的注意力让我们生病了。这话怎么解释呢？就是我们可以回想一下，周围很多人是不是先在体检中被确诊有"三高"这个结果，然后回去才有症状的？

　　老师说，就拿血压来讲，人每天的血压值可能有几十种结果，那么究竟哪个血压才是你真正的血压值呢？为什么就要认定在医院时测量的血压就代表了你所有的血压状态？

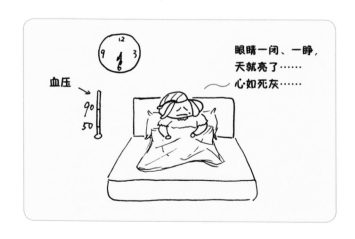

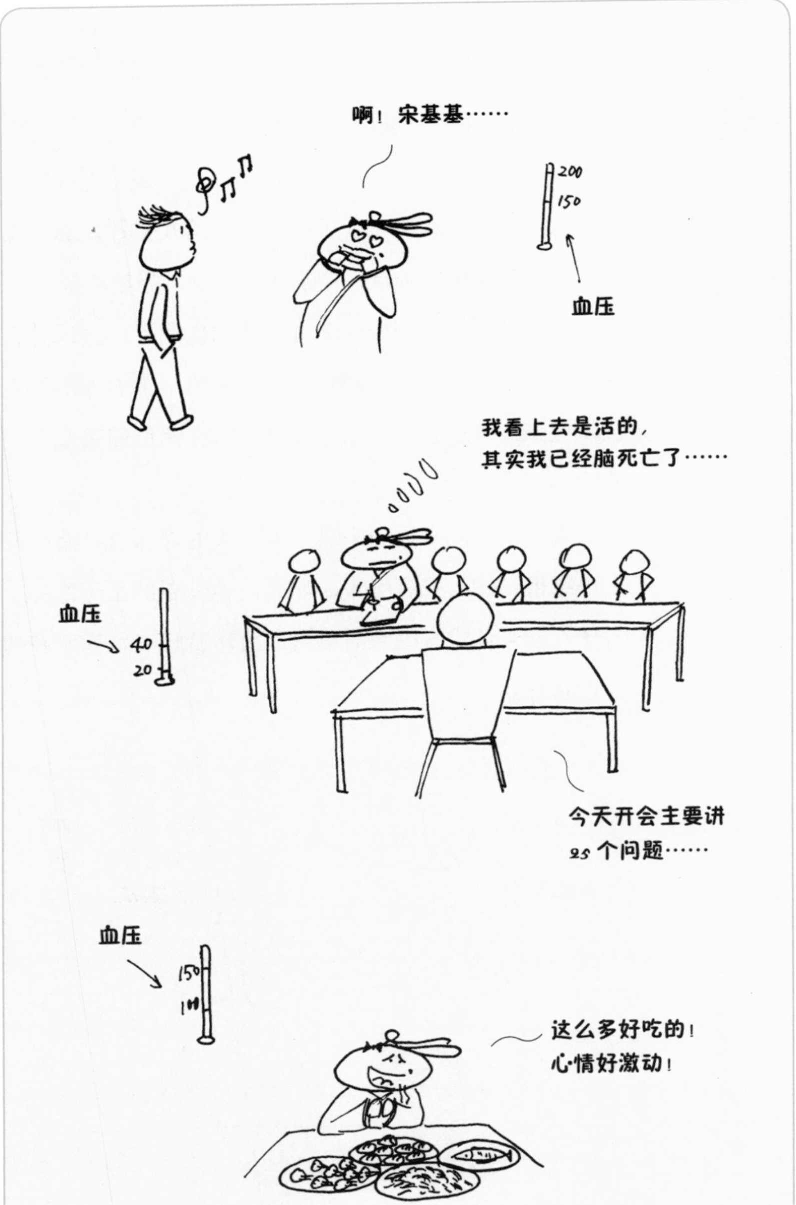
啊！宋基基……
200
150
血压
我看上去是活的，
其实我已经脑死亡了……
血压
40
20
今天开会主要讲
25个问题……
血压
150
100
这么多好吃的！
心情好激动！

所谓的血压正常范围值自公布以来，已经被西方医学界更改了好多次，而这个数值的定义也是以收集来的大数据为基础的，没有任何"个性"意义。我们打个比方，如果以全中国人吃辣的水平，统计吃辣人体的感受正常值，那么四川的全体人民都是超过正常值的病人，都应该吃一种"降辣药"以维持身体正常指标。

　　高血压其实也是一样的，很多人在被检查出高血压之前，并没有任何不适症状，可是在一次单位组织的体检中，"意外"地被查出高血压后，他身上果然就开始出现一系列的相应症状：头晕、头痛，不吃降压药就心跳得厉害，简直没法出门。然后他们就会特别感慨，幸亏做了体检，否则血压这么高，自己又不知道，多危险！

　　这个，其实就是老师讲的"注意力让我们生病了"。

　　朋友，有没有听说过"注意力法则"？就是当你的注意力放在什么地方时，那个地方就会出现你脑海中一直设想的结果。比如说，你骑着车在路上，遇到一个人横穿而过，虽然你很紧张地一边叫着"让开，让开"，一边尽量躲避，可不管对方让到左边，还是让到右边，你一定会撞上他！

　　再比如，你今天买了一把很锋利的菜刀，你切菜时特别提醒自己一定要注意不要切到手，好吧……那基本可以断定，最后你切到了手。这个，就叫作注意力法则——你把所有的注意力都集中在一个地方，其实是你把自己所有的能量、意愿都集中到了那里，那个地方就会很容易出现你想象的结果。

我想起大学时有一次参加篮球比赛，我在场上被抓得伤痕累累，可当时我完全无知觉。

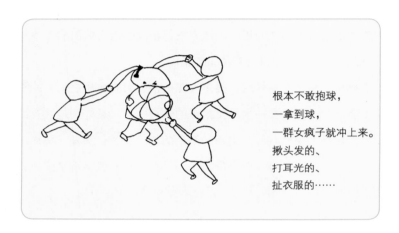

根本不敢抱球，
一拿到球，
一群女疯子就冲上来。
揪头发的、
打耳光的、
扯衣服的……

因为我的注意力都在球上，根本没有注意到自己。

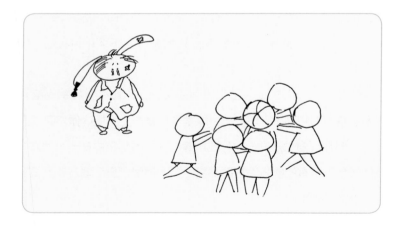

可是比赛结束后，我疼得要死，回去养了好几个星期。

同样的道理，在被医院确诊为"高血压"后，注意力会一下子集中到这个问题上，身体的负能量也随之汇聚到那里。这样，我们就会立刻开始联想：啊，怪不得早上起床时感觉头昏昏沉沉的（其实大多数人早上起来都不精神，那是因为困）！哦，好像下午有时候确实会头痛（只是碰巧那次在开一个讨厌的业务研讨会而已）！呀，还真有饭后脸色红的情况呢（拜托，大多数人吃饭时热了脸都会红好吧）！好了，经过这样缜密的反推断，我们会惊讶地发现，我们确实、早已就是高血压患者了！于是从此以后，担心爆血管的我们，就开始天天按时吃降压药，天天量血压，如果有一天着急出门忘了吃药，所有的注意力都会集中在"马上要出现高血压症状了"这件事情上。注意力法则就立刻显灵了……我们把所有的气血都供给了这些"症状"的培养，那么这些症状怎么可能不准时出现呢？

这些让我们忘记了，其实在被检查之前，我们大多数是非常轻松快乐，不用吃药就能出门的健康人！

身体是最智慧的，远比我们以为的要智慧千倍——如果肝血虚，我们会有灰指甲；如果气虚，我们会浑身无力；如果身体有湿热，我们会有脚气；如果有瘀血，我们来例假会痛；如果有脾胃病，我们吃完饭会很难受……身体会用症状及时提醒我们，而且如果我们懂点中医知识，就会知道引起这些症状的病根是什么。

所以，如果身体没有异常的感受，那就请相信它是正常的，即使在某些时刻，某些指标是"不合格"的，但那也是身体可以接纳的正常波动，不要立刻给自己扣上"生病"的帽子，从此药不离口。

兔子，你爸得糖尿病了……

啊，你怎么知道的？
你尝过了？

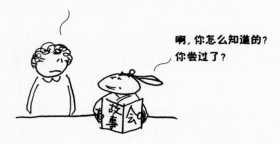

小兔崽子，
你怎么跟你妈说话的！

哎哟，哎呀……
我只是开了个
不成熟的小玩笑嘛……

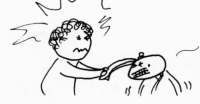

医院检查出你爸的血糖值高！

高就高呗！
这说明我爸……
嗯……
有实力。

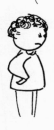
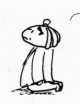

这位老师说，我国糖尿病人已经从10年前的1000万人，发展到现在的近1亿人……到底是什么原因，这么多人得了这个病？是相信智慧的有强大自愈能力的身体，还是相信人为制定的指标？是时候该思考这些问题了。

血糖、血压、血脂，皆如此。

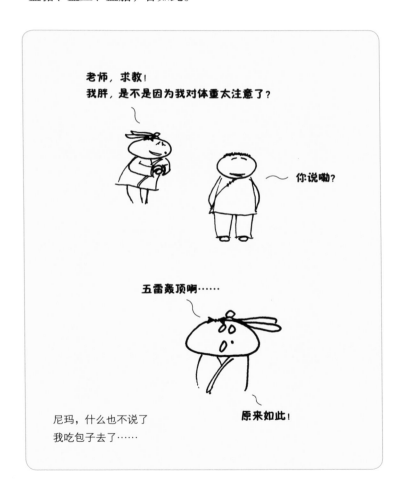

兔子啊，我便秘好了。
但是最近又头晕了……

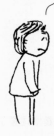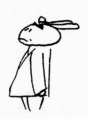

兔子啊，
我头晕好了，但是最近又腿疼了……

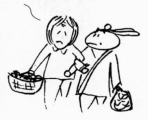

兔子啊，我腿疼好了，
可是最近又心跳过速了……

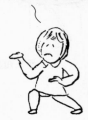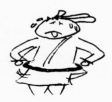

隔壁的王阿姨，60岁出头，总是有数不完的毛病。我治好了这个，她又冒出那个，没完没了，让我有种深深的无力感，我发现对她所有的治疗都是无效治疗——因为她一直都不能完全康复。

我还有个关系很好的大姐，50岁出头，本来事业有成，但是因为工作中得罪了小人，影响了职务的晋升。她因此身体每况愈下，本来又阳光又开朗，现在却常常在悲愤的情绪中难以自拔。

我去看望她时，她的脸色、舌苔和讲话的口气，都显出气虚、气郁、脾湿和瘀血严重。虽然我可以很清楚地判断她的病情，但是我基本可以认定，我对她的治疗，也一样是无效治疗，我根本不可能治好她。

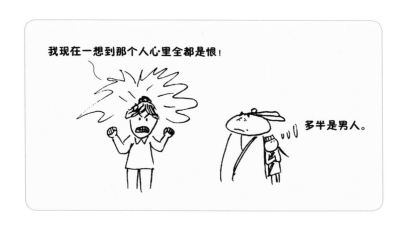

为什么王阿姨和这位大姐都会成为"无效治疗"的人呢？因为这个王阿姨生性要强，不管是对自己还是对家人，凡事都要求尽善尽美。爱操心的事情太多，而且总是拿得起放不下，看到家人没有按照自己想象的样子生活，就很着急，很容易生气。就是我们常说的控制欲太强。

而这位大姐，一直处在愤怒情绪中，身体里负面的东西积累得太深厚,肝气郁结很严重,这些心神方面的东西根本不是药物可以治疗的。

所以我总结了一下:**孩子性格不好,先治病。成年人要治病,先调整性格。**

性格不改变,过思伤脾,过怒伤肝,过悲伤肺,过喜伤心,过恐伤肾。病邪不过就是从头转到腰,从腰转到膀子,从膀子转到腹部,从腹部转到脚……没有规律地在身体里到处乱窜。任何一个脏腑受伤,由于生克关系,都会连累到其他脏腑,所以病情就呈现出这里坏完那里坏。很多人总是很奇怪,为什么自己总是生病,是不是太倒霉了?殊不知这些其实都是情绪问题在身体上的映射罢了。

看看家中的父母亲,再反观自己,一个性格豁达的人,即使偶尔生病也痊愈得很快。而那些心思太重的人,太好强的人,就比较容易生病,也很难完全康复。所以学习中医,首先要学会读心、治心。**心态不能平和的人,你是永远治不好他们的病的。**

我们对父母、对爱人、对自己,皆是如此。若不能解开心结,放下心事,我们就必须承担那没完没了的病痛。雾霾可怕吗?它和坏情绪比起来,对人体的伤害简直轻得不值一提。

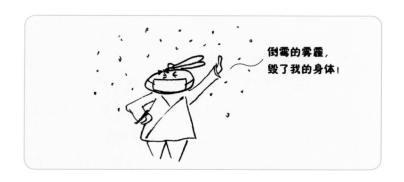

倒霉的雾霾,毁了我的身体!

倒霉的堵车，
毁了我的生活！

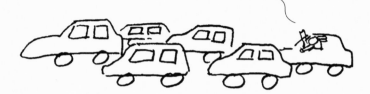

地沟油、
瘦肉精、
转基因、
毁了我的肠胃。

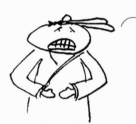

就是因为你，
我失去了属于我自己的时间！

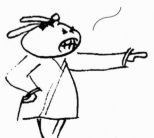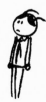

我们总是对外不停地指责和抱怨我们的身体受到了外界多么严重的伤害，却很少内观自己对自己做了多少残忍的事情。我们因为放不下，想不通，过不去，就一直陷在一些无谓的情绪中难以逃脱。结果不好的事情因为情绪始终延绵不断，而且残留在我们的身体里，侵蚀了我们的健康。所以要想让自己成为健康的人，就必须调整心态，把那些负面情绪彻底从身体里释放出去。

同理，在我们学习中医，想要治疗家人的疾病时，我们也应该从了解他们的内心入手，倾听他们讲话，帮他们疏解郁气，先把心病治好，治好其他的病就是早晚的事情了。

所以，作为孩子，过年回家看到老人身体不好了，多陪陪他们，多听听他们讲话吧，看看他们发愁的问题到底出在哪里。别再想着用营养品治好他们的身体了，聆听和交流是最好的治愈方法，陪伴是爱最好的表达方式。

而作为父母，看着过年回家的孩子，也要少一点唠叨，少一些催促，孩子们在外生活也不容易，要是能遇到心爱的人，他们肯定就结婚了，如果时机成熟，他们肯定会要孩子。何苦帮着世俗的眼光，用所谓的社会时间表去为难自己最亲的人呢？他们在外可以不在乎任何人的眼光和评论，唯独不能承受的就是父母的责怨啊，这给孩子的身体带来的隐形伤害该是多么深刻啊！

心病是最大的病，心病了身体肯定会生病。人到中年后，心态都应该放平和，我们都应该从自我改变开始，否则所有药物的使用都将成为"无效治疗"。

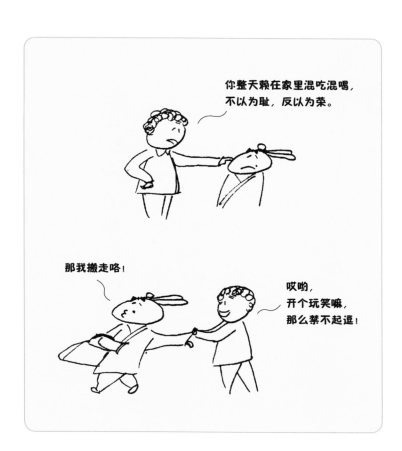

都说 hold 住身材的人才能 hold 住人生，所以现在越来越多的人，中午或者下班后去做剧烈运动，认为脂肪就能像汗一样从身体里流出去。还有很多健身达人在网上晒自己的八块腹肌和马甲线，觉得特别牛。

其实真的牛吗？是的。一个胖子，能通过节食和锻炼，把自己变成一个瘦子。像我这样虚胖了好多年的人，心中的惭愧与懊悔，和虚度年华的人是一样一样的。

可是，这样短时间内的大量运动和流汗，对身体本身好不好呢？在人体中，**阴是基础，阳是功能**。阴阳本是互根互利，相生相长，如果阴消耗过大，阳就会无所依托。

津液是阴的一种。大量的津液流失，就是耗阴。

那么让津液变少的原因有哪些呢？

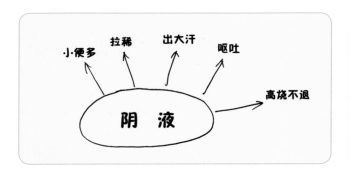

小便多、拉稀、出大汗、呕吐和高烧不退，都会损耗身体里的阴液。所以如果上吐下泻，到了医院医生都会给我们挂葡萄糖，怕脱水。一般身体在比较正常的情况下，除了出大汗，其他病理性的现象还是比较少的，所以我们最常损失阴液的方式就是出汗！

　　汗为心之液，由心精和心血化生而成。出汗太多，津液必伤，会直接损耗心精、心血，造成心慌心悸。所以我们一紧张、一说谎就会手心冒汗，这是心神在身体里的表现。

　　我们以前常听说运动员在比赛后当场倒地死亡，西医说是心脏病，中医的解释就是汗由心液所化，大量出汗导致心阴亡失，心阳无所依附而暴毙。

　　很多人单纯地以为汗就是水分，出汗就是排毒，这是不对的。汗是血，是津液，如果经常性地大量出汗，那不是排毒，是对身体的伤害。

　　举三个最真实的例子，都是我身边的同事。

　　第一个是我们单位的运动健将，女的，身形瘦高，特别喜欢打球，每天中午必打1个多小时的球，然后去洗个澡再上班，精力充沛得完全不像个中年人。可是在今年的体检中，她是单位里唯一一个查出癌症的。

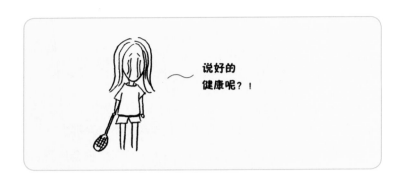

说好的
健康呢？！

　　对啊，说好的健康呢？中午打球，不就是为了健身吗？为什么那些懒得要死、吃完就睡的人却好好的，最多有点儿胖而已？

　　那是因为，不恰当的运动，还不如不运动。从中午 11 点到下午 1 点，本来就是心经运行的时间，这时候对身体最好的做法就是休息。心要养、要静。可是很多人为了健身，常常选择在心最需要休养的时候剧烈运动，常年出大汗，过度损伤津液，能不生病吗？身体的阴是基础，基础差了，再怎么运动生发阳气也没用啊。

　　第二个是为了减肥的小伙子，也是靠剧烈运动，在几个月里瘦了近 30 斤。

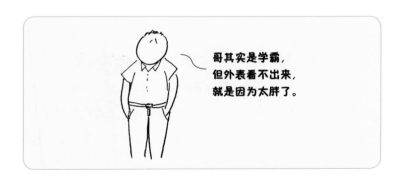

哥其实是学霸，
但外表看不出来，
就是因为太胖了。

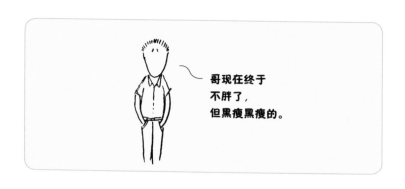

哥现在终于
不胖了，
但黑瘦黑瘦的。

　　之所以这么说，是因为这哥们儿脸色太差，胖的时候脸粉扑扑的，暴瘦了以后脸色跟毛坯房的墙垛子似的。这就是心血不足的表现啊，一点儿也不好看，比之前胖的时候难看多了，还总咳嗽。

　　第三个是我的好朋友，此女也是为了减肥每天剧烈运动。她的症状算是轻的，不得癌症，不难看，只便秘。

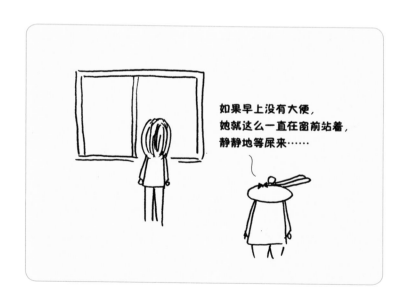

如果早上没有大便，
她就这么一直在窗前站着，
静静地等屎来……

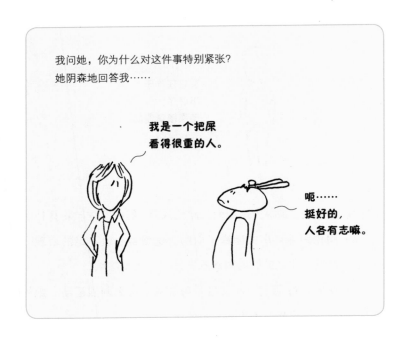

后来我给她用了补中益气丸加增液汤，吃了几天，便便就好多了。这种大汗损耗了津液造成的便秘，一般用补气和补阴的药就可以了。补气是加强她的肺气，让肺气更有力量下降推动便便出来，补阴是增加肠道里的液体，可以让便便出来的通道更润滑（注意，这种方法只治疗阴虚便秘，并不是治疗所有的便秘，要辨证对待）。

如果阴虚中还有眼睛干痒、干涩的问题，可以吃杞菊地黄丸，这种药就是在六味地黄丸的基础上加了枸杞和菊花，有滋补肝阴、明目的作用。除了吃药，米汤是最好的补阴食品，尤其适合上吐下泻后或者爱出汗的小朋友。大米汤、小米汤都行，米汤性平，最易被脾胃吸收，生化为津液，比挂葡萄糖强多了。

运动是好事，但是不要因为过度运动，而将好事变成坏事（当然，那些把运动视为爱好的人，不在我们的讨论范围之列，我们只说为了身体健康而运动的人）。**长期大量出汗对身体特别不好，你们见过老寿星里有肌肉男吗？**

有很多人说生命在于静止，这完全是懒人的借口。但是生命一定不会在于剧烈运动，这是中医。那么什么运动状态是最好的呢？——微微出汗，所以快走已经成了目前最健康的运动方式之一。

再重新复习一下这张阴虚的图：阴虚后，阴不抱阳，阳就会飞升到上面灼烧心阴和肺阴。

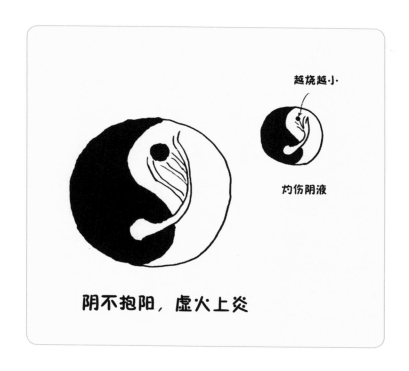

然后就会出现很多不好的症状：

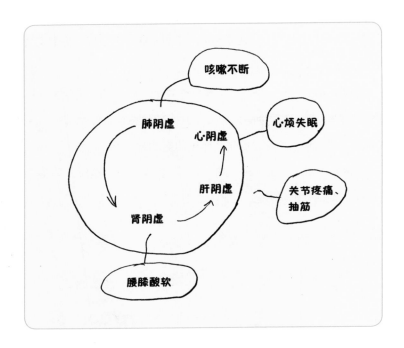

一环扣着一环，环环相扣何时了？

所以，中医凡事讲究一个度，只有适当的才是最好的。瘦可以慢瘦，但不要暴瘦；运动可以适量，但不要过量；饭可以正常吃，但不要多吃；爱一个人可以付出，但不要不顾一切……那人活着还有什么意思？

对啊，觉得活着有意思的，都早早地挂了。

你可以选。

　　我最近认识了一个很有意思的大叔，他以前是个大干部，现在刚刚退休了。他每天睡睡懒觉、写写文章，然后到公园围观一下广场舞大妈，逗一逗树上的鸟，非常悠（wu）闲（liao）。

　　他唯一的体育爱好就是游泳，当然，一年四季都游，冬天也不例外。

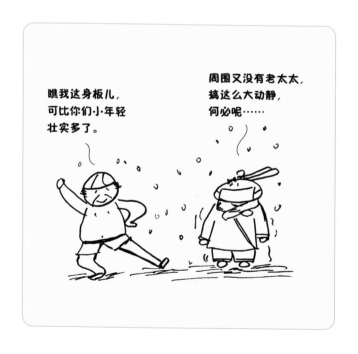

那天他请我和几个朋友吃饭，在小包间儿里，很热闹地聊天儿。

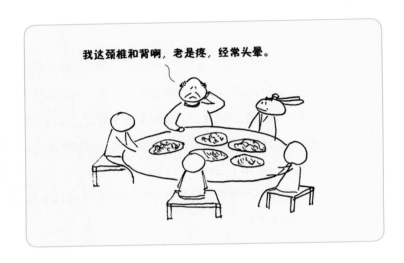

我出于一个中医爱好者救死扶伤的本能……呃，好吧好吧，其实是出于炫技的虚荣心，我对他说……

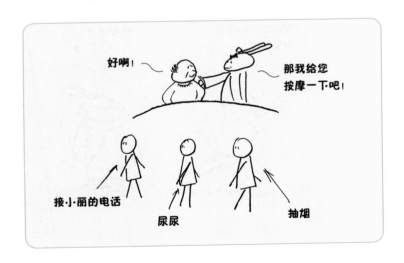

这时，一起吃饭的那三个人正好同时起身离开包间，跟说好了似的……

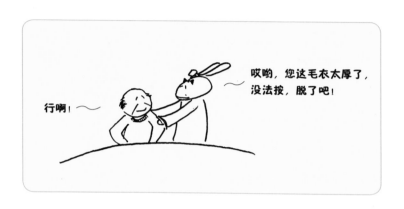

过了一会儿……正高潮呢!

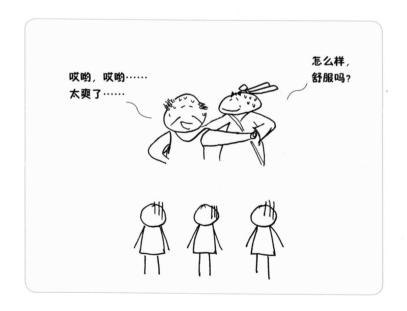

这三人又跟说好了似的，一起进了门……

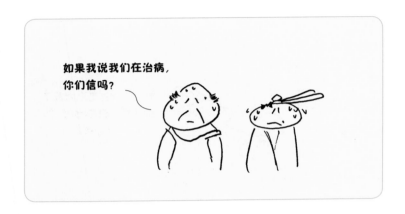

这个故事告诉我们一个道理，就是眼见不一定为实，有些事情其实有复杂的内涵，我们要用脑子思考问题，判断问题，不能仅仅只用眼睛看。

挺好的一老头儿，刚退休，大干部，一生"两袖没风"，晚节就这么毁在一个小胖女人的手中……

哎呀妈呀，跑题了。抱歉抱歉，说说正事儿，我们把注意力放回这个大叔的身体上。

这位大叔的身体怎么了呢？通过摸……来摸去，我发现他的后背和颈部僵硬极了，按不动，特别硬。这是非常不好的事情，这代表他的气血不通，有明显的瘀血，所以他才会后背强直和颈椎难受。瘀血导致经络不通，无法将气血输送给大脑，造成了眩晕。

我虽然不太了解他的生活习惯，但他冬天还去游泳一定是导致气血瘀滞特别重要的一个原因。为什么呢？因为冬天要藏。

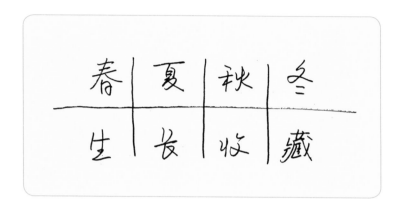

　　《黄帝内经》中讲到，春天要生，夏天要长，秋天要收，冬天要藏。

　　到了冬天，大自然中所有的动物都会把自己藏起来，连狗熊都躲到深深的树洞里冬眠了，更何况人呢？所以此时，我们应该把自己的身体藏在厚厚的衣物中，而不是暴露在空气里，更不能在冰冷的水里！就算游泳池的水里也不行！

　　"逆冬气，则少阴不藏，肾气独沉"，意思就是**冬天不藏，直接伤肾**。每个脏腑都对应着一个节气，肾对应的就是冬天（肝对应春，心对应夏，脾对应长夏，肺对应秋），因此，冬天本来就是要养肾的，结果寒气进来，第一个就把肾给伤到了。

　　肾伤了会怎样呢？肾藏精，肾受了寒就藏不住精了，精就会漏掉，于是就出现了遗精、遗尿等问题。肾精还主生殖发育，肾精不足就会导致不孕不育、未老先衰、牙齿脱落和健忘恍惚。

所以《黄帝内经》主张冬天的时候要"早卧晚起，必待日光"，意思就是冬天的那三个月，应该早睡，等太阳出来了再起来，这样才能很好地收藏阳气，等到来年开春，再将阳气生发。

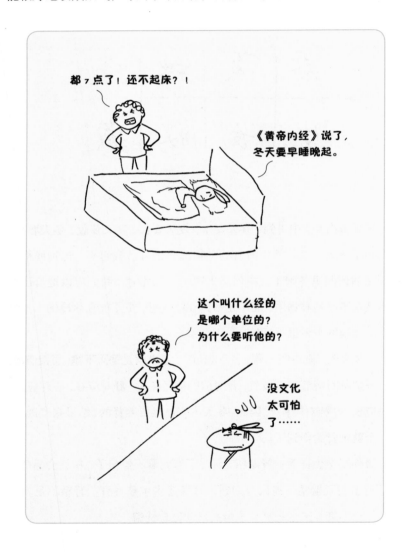

连早上，人都要等太阳出来了才起床，更何况在大冬天里游泳呢？

我不知道你们有没有相似的经验，就是听说过这样的话："哎哟，隔壁院子的那老头儿，常年冬泳，身体可好了，连感冒都不得，好多慢性病都慢慢地好了。可不知道怎么回事儿，前两天查出了癌症，晚期，没多少时候了。"

既然身体那么好，怎么会突然查出癌症，还是晚期呢？就是因为常年冬泳，导致了大量的寒气凝结在身体里，身体慢慢地就失去了感知能力。感冒是坏事儿吗？不是！其实它是身体在提醒你有寒邪进来啦，赶紧驱寒啊。可是当身体失去了这种感知能力后，寒邪也好，热邪也好，风邪也好，都没有了反应。本来慢性病也是身体在发警报，寒气太重，身体连发送这些警报的能力都丧失了，所以要么不生病，要么就是死病。

我上面讲的那位有趣的大叔，冬天即使在游泳池的温水里游泳，对身体同样有很大的损害，因为阳气不收啊，身体要不停地散发阳气，从而保持体内的温度。人的体温是多少？37℃左右。游泳池的水温是多少？28℃。这之间的温度差，都要消耗身体里的阳气来弥补。

所以冬天坚持游泳，让这位大叔的身体变好了吗？事实上，他的后背全是瘀血，身体僵硬。阳气被无谓地消耗了，哪儿还有足够的力量来化解瘀血，推动血液循环？

人的身体要软。我们看那些练中国功夫的人，有施瓦辛格那样的吗？都是身体柔软极了，他们用的是四两拨千斤的力量，而不是蛮力。所以，一个健康的人，他的身体一定是柔软的，所谓"筋长一寸，命长十年"。

《黄帝内经》一直强调一个理念——顺应时节。所以，冬天我们还是乖乖地把自己收藏在暖被窝里吧，别大晚上跑出去运动了，多违反天意！游泳就更不行了，伤肾啊。

喜欢我的懒人们又笑了，之前说气虚，他们终于给自己的懒找到了病名，后来说大汗伤阴，中午的锻炼又有了名正言顺取消的理由。现在又说到了冬天要藏，早睡晚起，我的懒人朋友们，这会儿估计已经乐疯了。

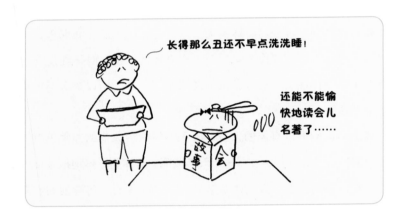

经过一夜的"速冻"，今早出门，地上落了厚厚的一层金黄色的银杏树叶。入冬，大树也把自己的能量收藏起来了，叶子因为断了营养，慢慢地凋零脱落。这并不代表死亡，反而是大树为了迎接来年春天更好的生长而做的准备。不要把阳气浪费在冬天，应该留着给明年春天。等到春暖花开时，阳气就会喷薄而出，用更加鲜艳的颜色体现生命的力量。

生命就是应该能屈能伸，有收有放的，不是吗？

06

我该拿什么奉献给你，
我的肉体？

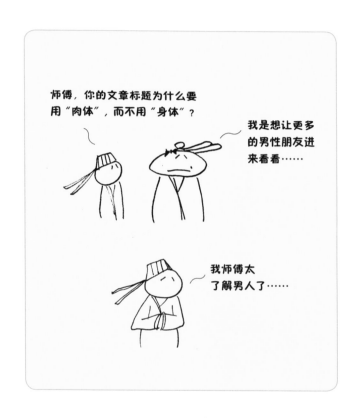

今天南京室外温度零下 4℃，室内温度零下 1℃。那 3℃的温差，是我一直在房间里不停地移动着哈气来调节的……所以在南京生活，基本上也和冬泳差不多。

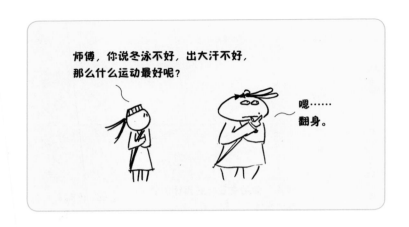

确切地说，是在被窝里翻身……

既然剧烈运动不好，冬泳不好，那我们今天就围坐在一起，聊一点对这个世界有意义的事情，不能再这么沉沦下去了。

比如吃……

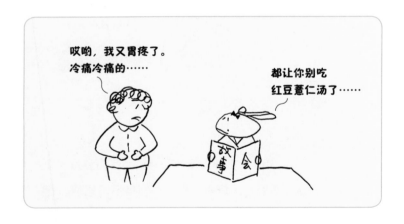

可是网上都推荐吃啊，
说是除湿最好了。

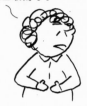

那屎壳郎推荐吃屎，
你要不要吃呢？

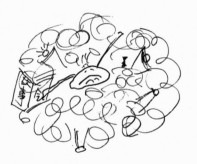

哎呀……
妈呀……
真打呀……

你老妈年轻的时候是干啥的，
给你朋友介绍一下。

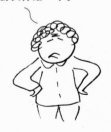

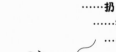

……扔
　……铁
　　……饼
　　　……的。

还是南京市冠军……

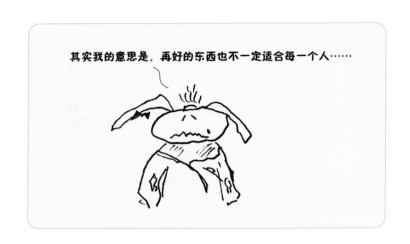

其实我的意思是，再好的东西也不一定适合每一个人……

比如红豆薏仁汤，这个薏苡仁是凉性的，虽然除湿效果很好，而且益气清肺，但是它并不适合本身脾胃虚弱的人吃，尤其是脾胃虚寒的人。长期吃，会让胃更寒，会引发胃痛、胃冷、胃胀。尤其很多女人都是阳虚体质，长期吃这种凉性的食物，不但除湿效果不好，反而损伤了脾胃。

那脾胃虚寒的人该怎么除湿呢？可以吃点参苓白术丸，祛湿健脾的同时还可以补养中气。

食疗固然好，但吃得不对，还不如吃点儿药。所以，吃补品千万不能跟风。说到这里，一定得说说阿胶。很多人都问我，冬令进补，是不是阿胶最好了？可是你们知道阿胶是用什么做的吗？驴皮啊，它入的是肝经，它的特性是收敛，滋润凝血。所以它的补血功能主要就是体现在肝血疏泄太过时，把血收住，不让流失。比如说治疗女性崩漏啊、流产啊、手术后失血过多啊，等等。

不是什么人都需要吃，或者可以吃的。

《黄元御药解》里说，以下几种情况就"甚不相宜"：

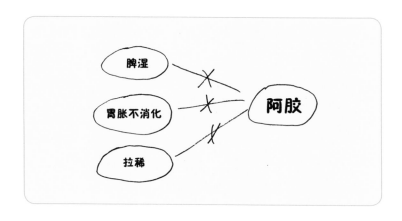

因为阿胶的性质太过滋腻，所以长期服用脾胃受不了，太不容易消化，而且它还滑肠，本来大便就稀溏的人，吃了更彻底拉稀了。

有一阵子特别流行的桂圆红枣膏方，就很不适合许多无辜吃瓜群众。方子的主要成分就是阿胶、桂圆和红枣。阿胶已经说了，咱们再说说桂圆。桂圆性温，属于湿热型的食物，吃了特别容易上火，尤其是对阴虚和实热证的人来说，上火效果立竿见影，它适合那些体虚乏力、气血双虚的人吃。

膏方不是万能方，也是要因人而异的，**所有不是性平的食物，它一定有偏性**。这种偏性一时治病或者调理是非常好的，但是天长日久，偏性越积越多，不就矫枉过正了吗？

所以找到适合自己身体的食物也是一种智慧。**吃货的真正境界不是什么都吃，跟风吃，吃得贵，吃得多；而是吃得精准，吃得妙**。否则就是呆吃。一个吃货，尤其应该保护好自己的脾胃，为将来长久地吃，持续地吃，打下坚实的身体基础。那种随便乱吃，早早把自己的胃吃垮了的人，还有什么资本称自己为吃货呢？

哎，讲到食物的偏性，讲到保养脾胃，不提提牛奶都不好意思了。

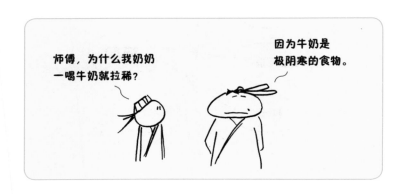

对啊，你们没看错，牛奶就是阴寒的食物。牛奶本来是给谁喝的呢？小牛啊！不是小人儿！小人儿是人，要吃人奶，没有人奶就喝米汤，咱老祖宗哪儿有给孩子喝牛奶的啊！古时候的皇子，吃人奶到10岁，皇家那么有钱，为什么不喝牛奶呢？

那是因为喝牛奶的习惯都是从外国流传进来的，外国人体质跟咱们不一样。咱中国人体质温和，就适合温性和平性的食物，这种寒凉的食品咱们这小身板儿根本受不了啊。

虽然小孩儿为稚阳之身，但是从小就把牛奶当主食，还是会改变体质。没看见现在的小孩儿患有过敏性鼻炎、过敏性皮肤病的比以前多得多吗？那都是因为体质湿寒。那些从小到大牛奶、奶粉不断的孩子，还特别容易发湿疹。再看看菜市场卖菜人家的孩子，大冬天的赤脚在地上跑，一点儿事儿都没有，到底谁的抵抗力强呢？

因为牛奶寒凉，长期吃就把小儿的脾胃吃得虚寒了。脾胃五行属土，肺属金，土生金。所以脾胃是肺的"老妈"，脾胃虚弱了，第一个倒霉的就是肺。肺主皮毛，肺虚容易得皮肤病。肺开窍于鼻，肺虚后肺气不降，就会得鼻炎。肺通咽喉，肺气壅塞，就会总是咳嗽。

所以脾胃虚寒后果严重吗？太严重了，它会严重影响小孩儿的生活质量和生长发育。好医生在给孩子治疗肺病的同时，都会补脾，只有脾胃健康了，肺才能健康。如果你的孩子这会儿已经出现脾胃虚寒的症状了，那就赶紧去买"八珍糕"回来吃吧。那是乾隆皇帝和慈禧太后每日都要吃的食品，由八种药食同源的东西做成的，特别健脾养胃。很多药房都有卖，跟饼干似的，挺好吃。

> 八珍糕：
>
> 党参 10 克，茯苓 10 克，白术 10 克，山药 50 克，莲子肉 30 克，白扁豆 20 克，芡实 10 克，薏苡仁 10 克（剂量及配方来自罗大伦《中医祖传的那点儿东西》）。

TIPS

长牙的孩子，赶紧扔了牛奶，好好吃米饭吧。大地供养我们那么多食物，还不够吗？干吗非要吃别的动物的奶呢？牛奶再有营养，也是别的动物的奶，不适合吃一辈子。

孩子就不说了，最可怜的是老人。为了补钙，每天都喝牛奶，还喜欢晚上睡觉前喝。牛奶阴寒，夜里也是一天中阴气最盛的时候，结果阴上加阴，只会让老人阳气更加不足。我都跟我爸说了一百遍了，别晚上喝牛奶，他就是不相信我，说牛奶补钙。咱中医里就没有补钙的概念。肾主骨，肾气足，骨质自然就好、就密了，和喝不喝牛奶有什么关系？事实上我爸身体怎么样呢？一到冬天除了裤衩，还穿四条裤子，绑得腿都弯不下去了。

有个段子是这样说的：听说中国放开了二胎政策，澳大利亚奶牛奶头一紧……14亿人口的老老小小，这担子，都压在海外的奶牛身上了，突然觉得那些奶牛一生好坎坷……

　　我大学的时候是个身体寒湿严重的小胖子，最高峰的时候，体重是 142 斤。所以我大学的时候根本没机会谈恋爱，因为我身边的小伙儿们，都比我瘦啊。结果大学毕业后，我妈生怕我嫁不出去，一直赖在家里折磨她，就整天逼着我去减肥。我本来还抱有幻想，说不定能遇到一个喜欢胖姑娘的好小伙儿，但是……时光荏苒，三年过去了，相亲基本都限于见第一次。

　　为了能让自己有个好身材，我终于下定决心减肥了。

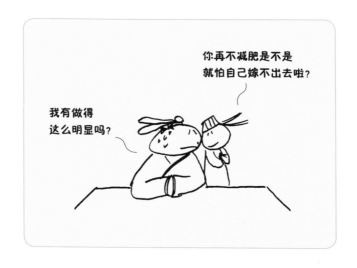

那我用了什么方法呢？就是少吃。

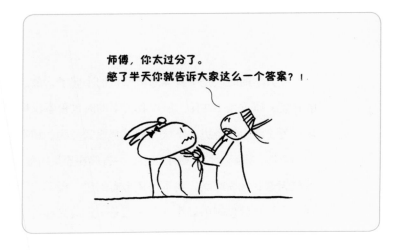

别急嘛，除了饿，还有运动！

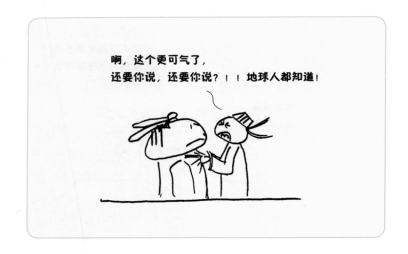

真的，除了这两个办法，其他办法我都试过了……没有任何作用。

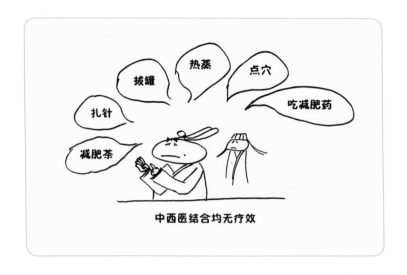

中西医结合均无疗效

而且反弹得特别厉害，有的时候减 5 斤，能给你弹回 10 斤……
我试过的唯一有效的办法，就是**少吃加运动**。

这个说法确实老套得连我这个脸皮这么厚的人都不好意思开口，
但这真的是一个经历过各种减肥活动的女人的肺腑之言。下面我从中
医的角度给你们解读一下应该如何少吃加运动。

先说说我是怎么做的。那两年，我办了一张游泳馆的年卡，每天
下午 5 点去，不歇气地游一个小时（1500 米到 1800 米的样子），然后
磨磨蹭蹭地洗澡回家，故意错过饭点儿，然后倒在床上为生活的艰难
默哀……默哀着默哀着就晕死过去了。那两年我感觉没有一天我是睡
着的，都是饿晕过去的。第二天早上 6 点就起床，为了能早一点儿弄
口吃的。

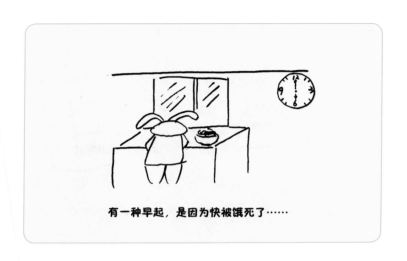

就这样断断续续地坚持了两年，因为在这期间，作为一个伟大的人，我也总有意志崩溃的时候……

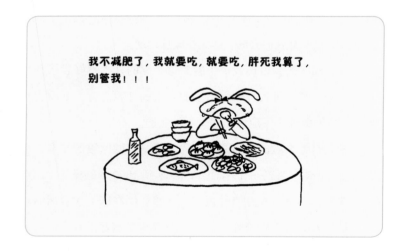

可是每次放纵过后，我都会扎大腿，满满的自责和懊悔……

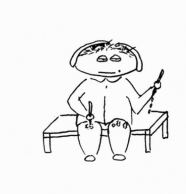

我为什么要吃？
我为什么要吃？
那么多苦都白受了。
都坚持这么久了……

所以减肥这件事儿需要特别有意志力和想瘦的决心。否则就放弃吧，该吃吃该睡睡，别为难自己短暂的一生了……

在经历了两年的减肥后，我的体重终于从 140 多斤慢慢地降到了 110 斤，这时的我……哎呀妈呀……那身材……真是……别提有多难看了。

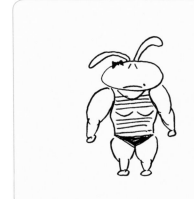

青蛙长成这样，
不是没有原因的，
只可惜，我醒悟得太晚了……

这就是靠大运动量游泳瘦下来的结果……

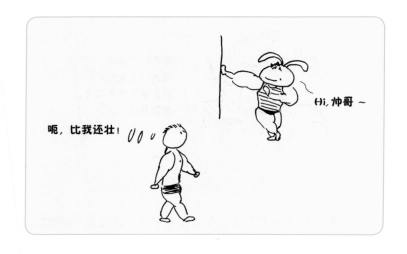

　　所以我特别不推荐以游泳为主要运动的瘦身，它会让你的胳膊和大腿非常壮美。尤其是年轻的女性，夏天要穿无袖衣和裙子，膀子和大腿无处藏身啊。直到现在，我都一直膀大腰圆，就算脸都瘦得凹进去了，大膀子还是比小腿粗。大腿就更别提了，110斤的时候，站直了大腿中间也没缝儿。

　　瘦是瘦下来了，虽然四肢粗壮，但还是比之前整体看上去匀称很多。可我开始慢慢地出现了很多之前从来没有过的症状，比如，蹲下后突然站起来眼前就一黑，一定要过两三秒钟之后，才能逐渐看清东西；失眠，主要表现为入睡后经常醒，睡眠特别浅，多梦；气虚，尽管是靠锻炼瘦下来的，但是跑得稍微快一点儿就气喘而且还会耳鸣；脸色蜡黄，精神萎靡；最最难受的是，便秘便秘便秘。

当你便秘的时候，你就会发现……

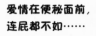
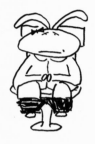

哦，请原谅一个便秘的人臭臭的心情。

这些，其实对一个长期锻炼的人来说，都是不应该有的症状，可是我统统都有。而且后来停止了游泳后，我的身体也并没有太多好转，有些问题甚至跟了我十几年。

这是为什么呢？因为几乎所有的胖子，都有湿的问题。**实胖子多半痰湿，虚胖子多半寒湿。**我年轻时是比较典型的寒湿，因为我大学四年，每年屁股和大腿都会长满冻疮。对于一个胖子来说，这简直令人匪夷所思。

因为本身就寒湿，我又不知好歹地选择了游泳，一年四季。冬季最是要藏的时候，我也在露。**水里的寒气和湿气全部在游泳时沿着毛孔进入到了身体里，越积越多。**而我又总是不吃晚饭，搞坏了脾胃。虽然古人有"过午不食"的说法，但是对于我这样有大运动量的年轻人并不合适。人体所有的精气都源于水谷精微，都要靠胃的收纳和脾的运化。而我什么都不吃，就使得脾无精气可送，所有的脏腑常常处于无营养状态，因此身体不但没有强壮，反而慢慢地变得很虚弱。

脾虚了以后，直接导致的就是气虚，气虚后中气不足，无法推动血液循环，就会造成血虚或者血瘀。这就是我一站起来眼睛就看不见的原因，西医叫作贫血症。气虚也会导致便秘，因为肺司气，肺与大肠相表里，肺气不足，大肠也没有力气蠕动，便无法推动便便前行。气虚和血虚都会造成健忘、失眠或者睡眠不好，而睡眠不好又会让我第二天精神萎靡。耳鸣也是气血虚的症状之一，很多人因为工作压力大或者劳累之后出现耳鸣，多半是因为气血虚。

所以中医一直说，人是一个整体，任何症状都不可能脱离其他症状而单独存在，因此中医治病都是调理整体问题，不会单独地治贫血或者失眠，或者便秘，或者耳鸣。

脾虚还有一个严重的后果，就是我生完孩子后，脸上长满了黄褐斑。

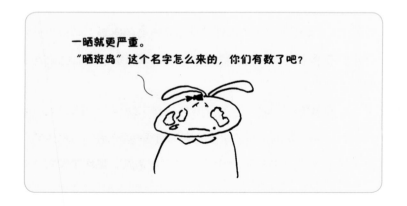

一晒就更严重。
"晒斑岛"这个名字怎么来的，你们有数了吧？

虽然我也讲减肥要少吃多运动，但是**我给你们所有需要减肥的人的建议就是：先调理体质**。体重的数字一时降下来没什么了不起，但是要做到正常饮食和休息后，体重依然保持正常，这才了不起。

网上那些秀马甲线、背心线的朋友，有谁可以三个月不锻炼，正常吃喝还能保持体重呢？

靠某个阶段大运动量减下来的肉，一定会在你不运动的时候，又全部还给你。我从怀孕到分娩，只用 10 个月，长了 55 斤。生完孩子后，我又回到了 140 斤。所以，要么一直运动，不要停；要么就少运动以健身而不是瘦身为目的，然后调整生活习惯，改善体质，这样才能保证瘦下来后不再反弹回去。

当然，适当的运动和节食是减肥期间必要的辅助工作，它可以帮助**体重慢慢恢复到正常**。但这绝对只是辅助。因此对于运动和节食，我的建议是：

第一，不要以游泳为主要方式，这样一是会练得膀大腰圆；二是秋冬季节人要收藏，游泳只会让身体凝结更多的寒与湿，很容易造成瘀血或者寒湿。

第二，不要在中午或者晚上 8 点以后大量地运动出汗，汗为心之液，出大汗会造成比较严重的阴虚。阴虚的后果我之前也讲过，阴为人体的基础，阴虚比阳虚更难调理。

第三，少吃是一定要的，但是最好不要不吃。人体的脾胃是根本，伤了脾胃其实就是伤害了其他所有的脏腑。晚上稍微吃一点儿米饭没什么了不起，但千万不要只吃水果，水果多半寒凉也很伤脾胃，实在不想吃米饭就用水煮一点蔬菜吃。

第四，每顿都少吃。即使是早饭，在减肥期间也不要猛吃，只要吃到不饿，能坚持到中午就好了。**每一顿都少吃一点的效果，要远优于只是晚饭不吃**，不信可以试试看。

我目前的体重是 120 斤左右，还是偏重。但是我也在慢慢地用中医药调理体质，希望可以不再为了变瘦而那么累……好吧好吧，说实话我真的是太懒了，不想动，不但不想现在运动减肥，也不想以后靠运动维持。所以就打着调理体质的旗号，让自己安心等待身体瘦下去。这中间当然还要辅助适当运动和节食，我已经在做了……比如晚上睡觉我尽量多翻身，夜宵肯定不吃了，早饭的煎饼里，从明天开始只加一个蛋，明天，保证从明天开始……

中医减肥，首先一定是靠调理体质。现在市面上的针灸和拔罐减肥我都不建议去做，反弹特别快。因为他们主要的思路就是靠穴位抑制你的食欲。中医汤药减肥也不是千人一方，一定要根据每个胖子的寒热虚实进行选择。因为只要是胖子（微胖不算啊），就一定会有身体其他不适的症状（一定有，不要狡辩了。打呼噜、反胃、口臭、身体沉重、便秘、脸上长痘痘、头痛、嗜睡、不怕冷、脾气大，这些都算），中药也是针对这些症状，经过辨证施治后再进行体质的改善，让你在治病的过程中慢慢地瘦下来。

减肥注定是条艰辛的路，没有人可以吃着火锅唱着歌，愉快地变瘦。所以，你们要想好了，减减停停还不如不减。

那天在家休息，我一口气看完了田原写的《阳气是健康长寿的根本》。

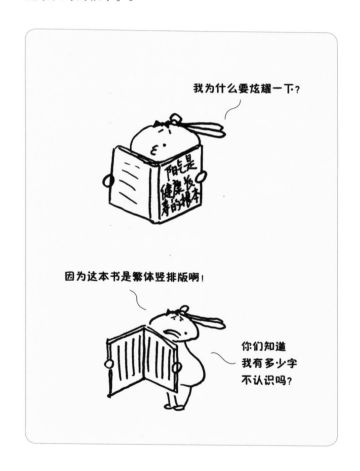

我连猜带蒙，好不容易把这本书读完了。这本书写得很好，建议你们也买来看看，内容不深，但是道理讲得很透彻。主要就是讲李可老中医的治病理念，其中有一章的名字触动到我了，就是"**疾病的来路，就是去路**"。

李可老先生认为："如果最初侵犯身体的病邪没有及时驱出去，它就会内藏，成为一种伏邪。伏邪会在身体里面损伤人体的阳气，阳气一弱，病越好不了，越缠绵难愈。现在都是用消炎的方法，消炎用的这类药都是很寒凉的东西，一消炎，外邪冰伏于内，只会一次比一次藏得深，一层一层的，五脏都受到影响了。如果老是好不了，时间久了，太阳、少阴这两个方面都会受到很大的影响，这就已经深入到根本了。"

我们常常在讲肺病难治，这个，不就是对肺部疾病最好的治疗思路吗？！为什么中医一直呼吁大家不要轻易去挂水，就是因为**挂水不是让疾病从来路回去，而是把病邪深深地压在了身体里，它有可能进入经络深入脏腑，成为更加可怕的疾病根源**。

中医治病的根本就是扶正祛邪。不管身体受到怎样的外邪（风、寒、暑、湿、燥、火），加强自身的正气，把外邪再从来路赶出去就对了。

李可老先生一生秉承的观念就是：**救阳和托邪外出——**用药物扶阳，振奋了自身的阳气，依靠自身的阳气把病邪从体表赶出去。"逆流挽舟法：邪陷入里，虽百日之久，仍当引邪由里出表。**若但从里去，不死不休。**"

《内经》也早有"善治者治皮毛……诸证当先解表"之说，这些都是治疗重症、难症、痼疾的法宝。

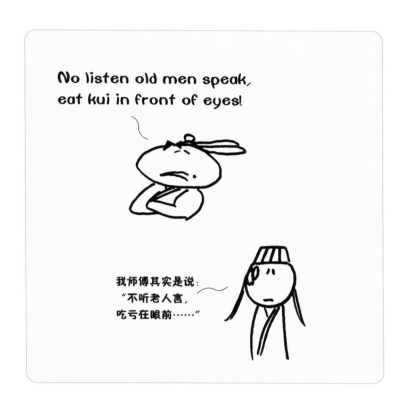

　　所以我们感冒了怎么办？咳嗽了怎么办？吃中药啊！在治疗感冒和咳嗽的中药里，都有解表散寒、宣降肺气、透邪外出的药物。不要轻易去挂水、打消炎药。一般中医认为，消炎药性质寒凉，那样只会让寒邪从肺传到身体更深处——消炎只是让我们的表证消失了，而不是病好了。真相是因为寒邪入了里，所以没了表证，可是一旦将来再有外感风热或风寒，就会很容易复发，或者引发其他疾病。

　　那么如果之前已经不明就里地挂了好多天的"水"，把肺炎压下去的朋友，该怎么办呢？还有救吗？李可老先生说，只要有阳气到达的地方，就不会生病，所以扶阳就好了。他具体推荐的是：四逆汤。

四逆汤：

　　制附子一枚（15克），干姜一两半（7.5克），炙甘草二两（10克），水煎服，附子先煎1个小时（方剂来自《伤寒论》，剂量仅供参考，请在医生指导下用药）。

这个方子是《伤寒论》里回阳救逆的神方。由于附子有毒性，所以一定要先煎，但是也不用害怕，李老用它来救心衰病人的时候，附子的用量一般都是200克……

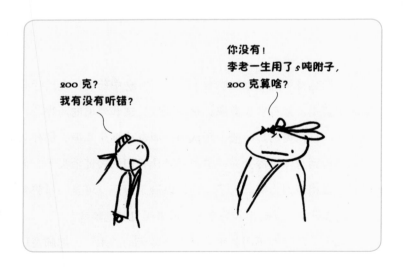

附子无干姜不热，而炙甘草又可以调和附子的毒性，所以这三样药物常常配伍出现在很多补阳的方子中。附子回阳救逆，大补肾阳，同时还能生出津液。因此李可老先生给60岁以上阳虚的老人的建议是，把四逆汤当作日常保健用药，常年少量地服用，以滋补日益衰弱的肾阳。如果是保健，附子9克就好。

另外，很多阳虚的病，不管病名是什么，李可老先生都曾用四逆汤来进行治疗。比如鼻炎，整天打喷嚏流清鼻涕，就是寒邪无法祛除导致的，李老就会用到四逆汤。还有人患有神经性皮炎，怎么涂药都不行，李老经过辨证，认为患者阳虚，也是用四逆汤给治好的。

所以中医治病，就是扶正祛邪，调和阴阳，让身体用自身的力量把邪气赶出去就好了。

讲个清朝名医王孟英的故事吧。

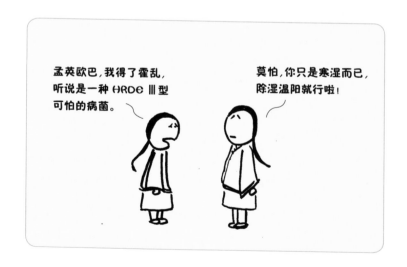

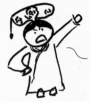

我老公得的可是霍乱！
你能不能给这么可怕的传染病
一点应有的尊重？

我已经
快挂了……

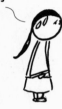

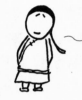

中医不管什么邪，
扶正即可。

用药10天后……

我的病居然好啦！

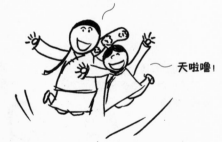

天啦噜！

别跟哥说霍乱、
霍元甲的。

哥只知道
扶正祛邪！

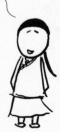

疾病的来路，就是去路！
问：喝酒后怎么解酒比较好？
答：吐！

每天早上，
我都会喝一杯香浓的咖啡。

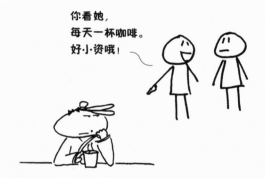

事实呢……
我便秘，我曾到处求排便秘方。

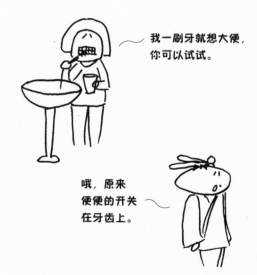

结果刷了半个小时……一嘴血。

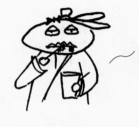

却真的连个
屁都没有……

兔子，
我一喝牛奶就拉稀，
你试试吧！

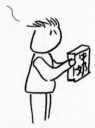

哦，好的好的。

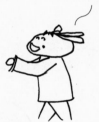

喝了半斤。

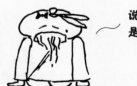

说好的
是下面拉呢！！！

一次偶然的机会……

兔子，
来杯咖啡吧。

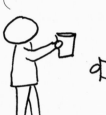

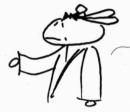

好吧，
反正闲着
也是闲着……

5 分钟后……

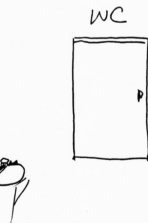

WC

现在，每天早上我都会优雅地喝一杯咖啡。

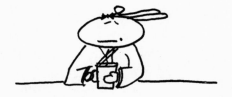

静静地，等屎来……

多少生活华丽的外表下
是无奈的庸俗和苟且
适合别人的良方
也许对你并没有用

所以不要艳羡　无须模仿
适合你的
只有你自己能找到

睡眠不好，有没有想过是因为吃得太多、太好了？

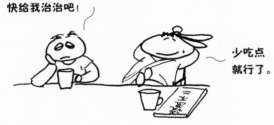

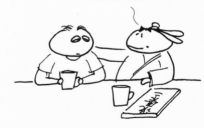

《素问·逆调论》："胃不和则卧不安。"《血证论·卧寐》："不得卧有二证：一是胃病；一是肺病。胃病不得卧者，阴虚则邪并于阴，烦躁不卧……肺病不得卧者，肺为华盖，立则叶垂，卧则叶张，水饮冲肺，面目浮肿，咳逆倚息，卧则肺叶举而气益上，故咳而不得卧。"

意思是说，睡不好一般有两种解释：一是由于胃部有热，导致心神不宁、烦躁不安，睡眠质量不好或者失眠；二是由于肺病导致的喘息剧烈，不能平卧，只能半坐在床上睡。

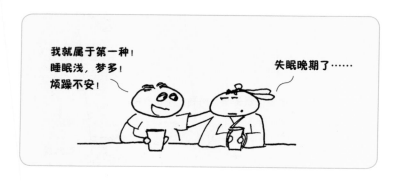

为什么胃不好就睡不好呢？我们先来看一下人体圆圈转动的图：

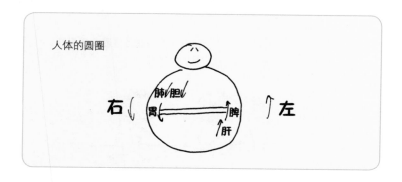

脾胃作为人体圆圈转动的中枢，脾升胃降，才能让这个圆圈正常运转——肝气随着脾气从身体的左边升上去，肺气、胆气随着胃气从身体的右边降下来。

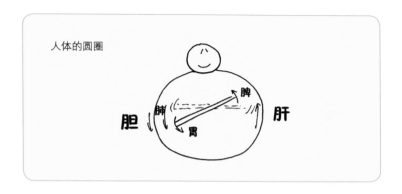

人体的圆圈

胆　肺　胃　脾　肝

肺气和胆气能正常下降的前提就是胃气下降。胃气降了，才能给它们下降的通路。如果胃气不降就会导致气机上逆：肺气不降——会引起咳嗽、咳喘；胆气不降——相火不能蛰藏在肾水中，也就是不能潜藏阳气。

人晚上之所以可以安眠，**一是因为气机下降，二是因为心阳潜藏。**只有阳气收藏了，心神才能安宁，人才能入眠，或者深睡眠。如果脾胃功能不强健，胃有积滞停留，脾不升，胃不降。阳气不收，向上飘浮，心神被扰，这样要么睡不着，要么睡着了也是浅睡眠，梦多。如《伤寒六书·不眠》所言："若为阳所胜，故终夜烦扰而不得宁。"

所以脾胃虚弱的人，睡眠都不会太好。**饮食不节，肠胃受损，宿食停滞，扰及心神，是现代大多数人不得安眠的主要原因。**不管大人小孩儿，吃得太好、太多，已经成了一个特别严峻的社会问题。

　　老人本来应该是饮食清淡的，但是因为有很多老人是和孩子们一起住的，一家人只有晚饭可以在一起好好吃，所以他们早上和中午都随便糊弄一下，然后晚上做一桌子菜，吃得很油腻。往往还因为怕剩菜，吃得过饱。

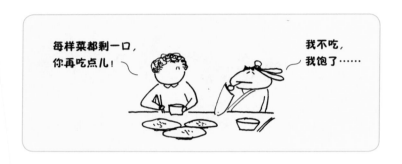

　　而年轻人白天上班匆忙，也只有晚上这一顿可以吃得比较轻松安稳，约饭也都是在晚上，所以一天就指着晚上这一顿了。

　　孩子呢？更别提了……

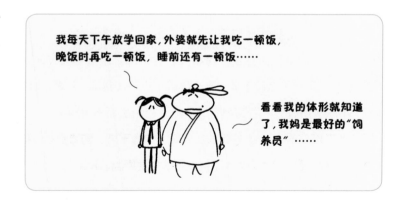

所以说我们能"胃和"吗？本来晚上的这顿饭应该是一天中吃得最清淡的，应该以好消化的粥、面为主，但是因为实际生活的问题，这一顿饭反而成了一天中营养最高、油水最多的一餐。再加上大多数人吃完饭就宅在家里不动了，胃中有积滞就成了常见的问题。

很多妈妈都问我，为什么孩子晚上睡不好，翻身翻得像在床上烙饼？那你们想一想，是不是为了给孩子增强营养，晚上给孩子吃得太多、太好了？老人家晚上要想睡得安稳，多出的那一口菜和饭，就别强压着自己吃了。

如果怕浪费，以后就少做点儿。就算偶尔浪费点儿饭菜，也比把脾胃吃坏了上医院吃药省钱。

晚上最好的食物，就是粥。对脾胃最好的营养，不是贵的，而是"能吸收、能消化"的。 你以为你晚上吃的虾、肉、蟹都变成营养了吗？都变成屎了。而且能正常地变成屎已经不错了。那粥就不变成屎了？对，粥里有很大一部分都被脾胃吸收，变成了水谷精微，去滋养你的五脏六腑了。所以能被吸收的才是营养，其他的，不过就是屎而已。

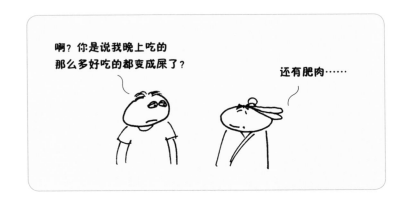

晚上少吃点儿，吃得健康点儿，减少脾胃的负担，其实就是保养脾胃最好的办法，比吃什么补药效果都好。自古有"过午不食"的说法，也不是没有道理的。《医学心悟·不得卧》有云："有胃不和卧不安者，胃中胀闷疼痛，此食积也，保和汤主之。"意思就是由于**饮食积滞，胃气不降**，难以入睡，可以用保和丸消积化滞。

保和丸中，神曲甘辛性温，消食健胃，长于化酒食陈腐之积；莱菔子辛甘而平，下气消食除胀，长于消谷、面之积。半夏、陈皮辛温，理气化湿，和胃止呕；茯苓甘淡，健脾利湿，和中止泻；连翘味苦微寒，既可散结以助消积，又可清解食积所生之热。诸药配伍，食积得化，胃气得和，热清湿去，则诸症自除。

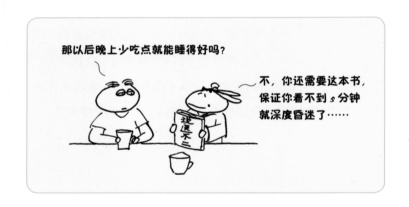

那以后晚上少吃点就能睡得好吗？

不，你还需要这本书，保证你看不到5分钟就深度昏迷了……

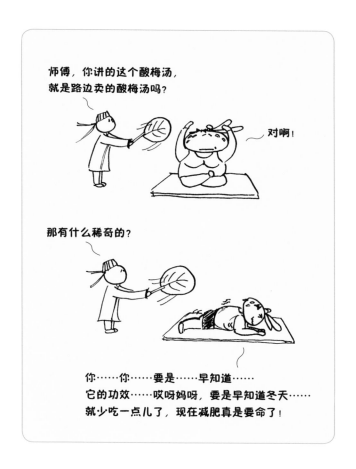

11 你真的以为酸梅汤就是一种饮料吗？

是啊，酸梅汤真不是稀奇的东西。记得我小时候，外婆的厂里每到夏天就会供应免费酸梅汤给家属。我和表姐总是端着一个小锅去打。

酸甜可口，冰凉入心，那是我们夏天唯一的饮料。

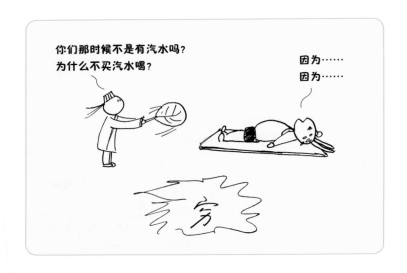

　　我本来一直以为因为酸梅汤便宜，所以才会成为大众的饮品。但是如果你和我一样，认为酸梅汤只是一种饮料，那真是太傻了——酸梅汤其实是最好的治疗温病的药。

　　先来说说什么是温病。**温病和一般的感冒发热不一样，它的症状就是一上来就直接喉咙痛，头痛，浑身疼，发烧。**有两个症状是辨证要点：一是发烧时神志昏沉；二是脉大而虚。一点儿打喷嚏、流鼻涕的前戏都没有，直接高潮了。这种病，很多医生的解释为身体里潜伏的寒邪在作怪，是因为之前受了寒，时间长了在身体里化了热。可是民国初期的名医彭子益先生不是这么认为的，他在《圆运动的古中医学》里说，温病其实是人体感受到节气的变化，引发了内在的疏泄失常，胆火上逆造成的。

疏泄，就是指肝的疏泄太过，原因是春天的节气为风热，引动了人体内在的肝木。肝胆相照，肝疯了，胆也不正常了，胆火本应该往下降的，结果反过来往上走了，到了肺部，灼烧了肺阴就会咳嗽；到了头面部就会头痛发烧。

所以彭子益先生认为，**这种内在的虚热，不能用清凉的泻火药。**因为身体本身并没有多余的火，而是胆火去了不该去的地方，是内热外浮。这时候出现的发烧、咳嗽、头痛，不过都是因为胆火浮游而出现的症状罢了。

所以治疗温病的方法和因受寒邪而发烧的方法完全不同——只要调整肝木的疏泄功能，收敛外浮的胆火就可以了。

彭子益先生治疗温病用的神方就是——酸梅汤！

酸梅汤是我们日常的叫法，其实在中药里，它叫"乌梅白糖汤"。

乌梅白糖汤：

> 乌梅5～7颗，白糖1两。乌梅煮好后，放入白糖调匀即服。

这个乌梅在药店都有卖，也有成袋的小包装。乌梅的药用如何呢？**乌梅奇酸，性收敛。**不但可以收敛外浮的胆火，而且还大补肝气。它虽收却不涩，还能生津，最适合治疗温病。白糖补中益气，但又不滞腻，与乌梅的酸甘相应，生阴液，最适合温病的虚证。

在这里再强调一下**乌梅白糖汤的适用证：**头痛身痛，先怕冷后发烧，或直接发烧，神志昏迷、精神倦怠。脉虚浮，洪大，轻按强重按弱。

这种就是温病的虚证。彭子益先生说，温病一般都是虚证多，实证少。实证就要用其他的药了。

如果在发烧以后仍然有怕冷的症状，就说明还是感受到了一些寒邪。这时候只要在乌梅汤里加上 3 克薄荷叶一起煮就好了。

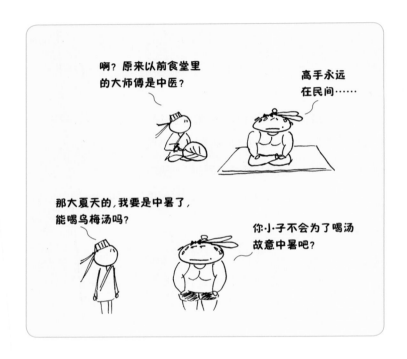

彭子益先生说："暑月热极之时，心慌意乱，坐卧不安，面红肤热，身软无力，不思饮食，舌净无苔，或舌色满红，此暑火不降，木气失根也。方用乌梅 5 大枚，冰糖 2 两，煎汤热服，酸甘相得，痛饮一碗立愈。暑月发热，乌梅白糖汤特效。"

看见没？"暑月发热，乌梅白糖汤特效！"

其实很多民间的做法都是有渊源的，都是先人留给我们的智慧在生活中最朴素的反映。可惜的是，在所谓物质高度发达的当下，"普通""廉价""低级"成了这些最有用的食疗药品可怕的代名词，让追求更好生活的我们忙不迭地丢弃。当我们的饭桌上、冰箱里充斥着各类高级化学调料调制出的饮品，同时又因为不知道如何治疗常见的温病和暑证而忙着去医院排队挂水时，自以为过上美好现代生活的我们，是多么无知和可笑！

朴素的食物，往往就是最好的良药。良药并不都是苦口的，但是被"贵的才是好的"蒙蔽了双眼的我们，才是自己最苦的药。

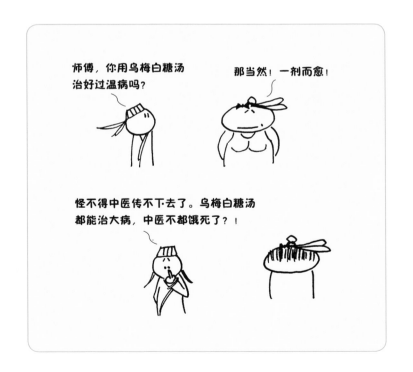

嘿，兄弟，你有常见病吗？我有药。

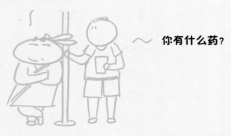

你有什么药？

你有什么病，
我就有什么药。

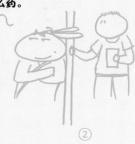

第二章

这些常见病，
我们都可以自己搞定

我有毛病，
你有药吗？

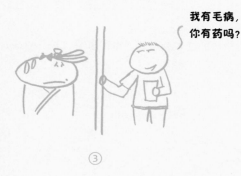

③

01

舌头的颜值
你懂吗？

最近我在整理我的中医基础课里关于舌诊的图片……为了能让大家看到更多类型的舌图，我让小明去帮我尽可能多地找些舌图。

据说，他承受了极大的心理冲击，整理了一些后，他把舌图打包发给我，然后在邮件里很暖心地写了两个字：

保重！

我本以为我是见过大场面的，这种事情就是"piece of cake"！可是……

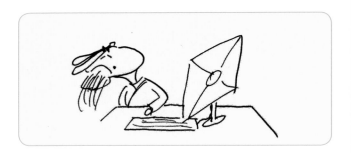

我建议以后相亲先看舌头，真的。这个简直比长相重要太多了，舌头长得好不好看，完全关系到一生的幸福啊，胖（朋）友们！

所以以后单位招人，先看舌头，不是"中国好舌头"的一概不能要。工资等级按舌头分，越是好看的舌头，工资越高。

接吻就别假模假样闭着眼睛了，姑娘小伙们！睁大眼睛，先让对方把舌头伸出来看看，不是好舌头就别亲了，赶紧分手吧，健康是幸福的前提，万一深爱又生病，双方都痛苦。

为什么？因为舌头是身体健康的全息反射图，《黄帝内经》："手少阴之别……系于舌本。""脾足太阴之脉……连舌本，散舌下。""足太阴之正……上结于咽，贯舌中。""足少阴之脉，上系于舌。""足少阴之脉……循喉咙，挟舌本。"

也就是说，舌头通过经络直接或间接地与五脏六腑相通，舌头就是一份随身携带的体检报告啊！

我们来看看舌头上五脏的分布：

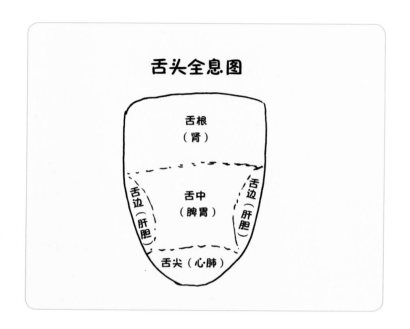

所以舌尖属心肺，反映心肺的病变；舌中属脾胃，反映脾胃的病变；舌根属肾，反映肾和膀胱的病变；舌边属肝胆，反映肝胆的病变。

一个中国好舌头最起码要具有 5 个条件：

一是舌头的颜色一定要好看。一般是淡红色到浅粉红色，如果太淡或者发白，就是有寒或者气血不足；如果发红或者绛红，就说明身体有热；如果发暗紫色，就说明有瘀血。

二是舌头的厚度和大小要适中。中国好舌头，是大小适中、薄厚适度的。舌头太胖大，说明脾虚，万一旁边有齿痕就是脾虚的加强版——脾湿；要是舌头太瘦，说明气郁，要是又瘦又薄，说明气血不足；如

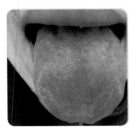
绛红舌

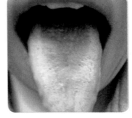
褐色苔

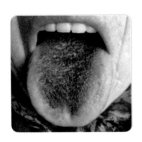
黑苔

果舌头上出现斑点、瘀点，就是瘀血；如果舌乳头明显增大红肿，就说明有热证；如果舌中间出现裂纹，就说明脾胃气不足。

三是舌下要漂亮。舌下有两条静脉血管静静地流淌，正常情况下这两条静脉血管隐约可见，或者完全看不出来。但是当身体有瘀滞时，气血循环不畅，舌下就会暴青筋。

四是舌苔的颜色、厚薄。正常的舌苔是白色的，舌苔均匀地、薄薄地附着在舌体表面，湿润度适中。但是当身体出现异常情况时，舌苔就会发生变化。比如身体中湿气较重，舌苔就会湿润，黏腻。身体中火气比较严重，就会出现黄色、褐色或者黑色等舌苔。剥落苔是典型的阴虚表现。

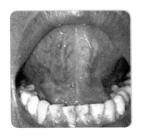
舌下静脉曲张

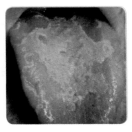
剥落苔

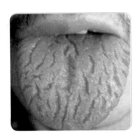
裂纹舌

五是舌头的灵活度。说话流利，声音洪亮的人，舌头的灵活度那是杠杠的。要是你和一个人吵架吵不过他，那就赶紧跑吧，估计打架也不是他的对手。舌头灵活代表健康，反之，当人生病的时候，舌头就会变得迟钝，甚至有时候会出现控制不住的颤抖，造成说话口齿不清，或者舌头从口中伸出时向两边歪斜。

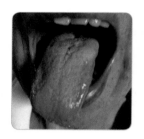

歪斜舌

舌头歪斜特别要引起注意，多半是中风的前兆。往左边歪，偏向于血瘀；往右边歪，偏向于气滞。

对于舌诊有兴趣的朋友可以直接百度一下舌图，满屏的各种舌头啊……真的，看完舌头集锦再看看生活中的那些不如意，都是"piece of cake"。

一个好的中医，一定要舌脉相参的。我有次去听范英志老师讲课，他的第一句话就是："没有舌脉相参的诊病，都是耍流氓……"

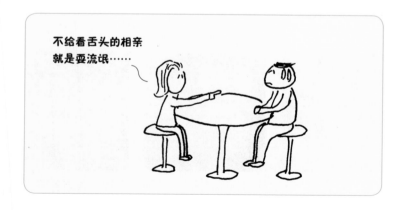

不给看舌头的相亲
就是耍流氓……

罗大伦老师的《图解舌诊：伸伸舌头百病消》不错，是学习舌诊的入门书籍，杨力女士写的《杨力谈望舌养生》也很不错，算是舌诊的进阶版读物。学会舌诊特别有用，有时候寒热虚实，看舌头就能分辨出个八九不离十了。

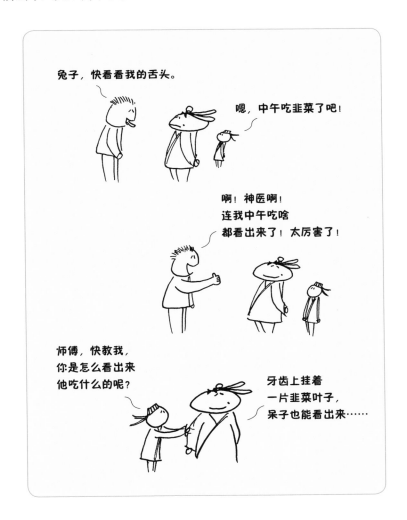

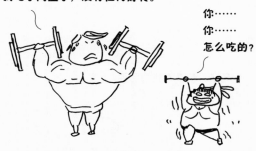

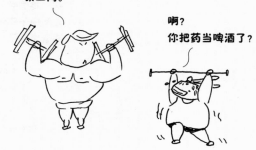

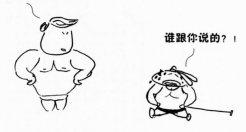

吃药也是门技术活好吧……

我国清代名医吴鞠通，创立了三焦辨证治疗大法，他提出"治上焦如羽，非轻不举；治中焦如衡，非平不安；治下焦如权，非重不沉"。

这是什么意思呢？就是由于上焦在人体的最上部，所以治疗上焦的病，用药时一定要注意药性轻盈，宜用如羽毛那样轻清升浮之品，否则药就无法达到病灶；中焦处于人体的中部，为升降出入的枢纽，所以中焦有病用药时须不偏不倚，既不能用药性过于轻浮的药，也不能用药性过于滋腻沉降的药。另外还有一层意思就是脾胃为气机升降之枢，在人体中是平衡的支点，所以用药亦应该照顾到这个平衡的法则；下焦部位最低，而偏于里，此时用药就必须重浊，犹如秤砣那样沉重之品，才能直达病灶。

看一下人体三焦的分割图：

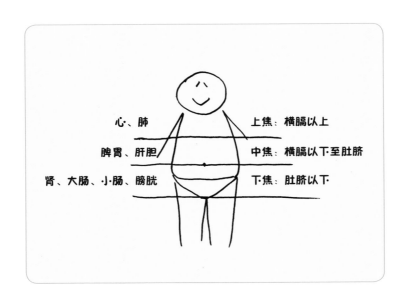

所以治疗咳嗽这样的上焦疾病时，用药一定要轻盈，不能过多、过重、过厚，如果是煎煮，时间也不宜过长。有很多人急于将咳嗽治好，每次喝止咳药水都超量，这样反而让疗效大打折扣。其实应该每次少量，加次服用。

金元时期的中医大家李东垣先生，写了经典名著《脾胃论》，他认为**脾胃位于中焦，是人体的根本**。所以他拟定的清暑益气汤、升阳益胃汤、当归拈痛汤等方剂都是升降寒热补泻同用的典范。

明朝名医张景岳在给病人开滋补肾阴的药物时，熟地黄经常能用到 60～80 克，这在现代中医看来药量简直太大了，但是只有这样才能加强药性的沉浊滋腻，稳稳地到达下焦滋补肾阴，遵循的药理其实就是"治下焦如权，非重不沉"。

了解三焦辨证治疗大法的原则，可以让我们在平时用中成药或者煎煮药物时，自己进行适度的加减，有时要轻、有时要重，才能更好地取得疗效。

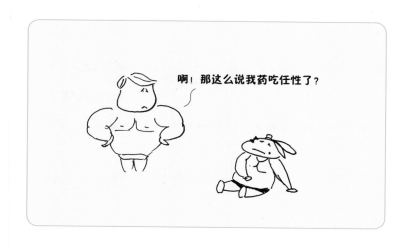

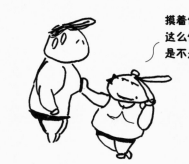

摸着你的良心说，
这么任性地吃药，
是不是医药费单位报销？

小柴胡颗粒，你用到它疗效的十分之一了吗？

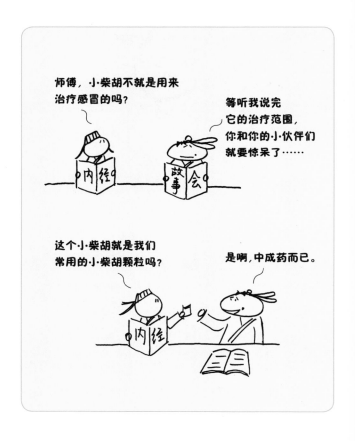

　　现在，几乎每个家庭的常备药名单里都有小柴胡，可是大家都只知道小柴胡是用来治疗感冒的，而且功效也不咋地，经常吃了没什么用。其实，这个小柴胡出身

名门《伤寒论》，是一个非常经典的名方，我们之所以觉得它疗效不好，实在是因为我们都太不了解它了。

先来看看小柴胡汤的组方吧。

小柴胡汤：

　　柴胡 30 克，黄芩 15 克，姜半夏 15 克，人参（也可用党参）15 克，甘草 15 克，生姜 15 克，大枣 20 克。水煎服，早、晚各一次（方剂来自《伤寒论》，剂量仅供参考，请在医生指导下用药）。

柴胡微寒，入肝胆经，和解表里，疏肝解郁；黄芩气寒，入肝胆经，泄热止烦；姜半夏气平，入肺胃经，下冲逆而止咳嗽，降浊阴而止呕吐；人参、甘草、大枣入脾胃经，补中益气和胃；生姜性温，解表散寒，降逆止呕。

在《伤寒论》里，小柴胡是少阳证方（少阳是指胆经），适应证为：寒热往来（忽冷忽热）、胸胁苦满、食欲不振、心烦喜呕、口苦咽干。功效为解表清热，疏肝和胃。

所以小柴胡汤在《方剂学》中被分类在和解剂中，专门治疗半表半里的病。意思就是病邪在表里之间，因为和正气相搏，因此常常出现寒热往来（忽冷忽热）的症状。小柴胡之所以被用来治疗感冒，就是因为感冒在病邪即将入里，而又未入时，用它进行和解，效果最好。

但事实上，很多人使用的效果并不明显，不是这个药不对症，而是用药量太轻了。现在普通包装的小柴胡颗粒，在治疗感冒时要用到一次3～4包，一日三次，才会比较有效。

有时感冒初期流清鼻涕的情况下吃也会有效，是因为它里面有生姜解表散寒，又有人参、甘草、大枣提补正气，很容易将刚刚感受到的寒邪散出去。如果万一寒邪入里化热了，小柴胡汤里的柴胡和黄芩又可以发挥疏肝理气，清热除烦的药性，用来退烧，和解表里。

在使用小柴胡时，一定要仔细辨证，看看是否有**寒热往来（忽冷忽热）、胸胁苦满、食欲不振、心烦喜呕、口苦咽干**。只要出现了这些症状，不管是否感冒，都可以用。

另外，小柴胡是和解胆经的药，所以肝胆郁热的问题，它都会有一定的疗效。在日本，小柴胡汤作为汉方比较常用的药方，被研究得很透彻，并且一度被广泛使用于治疗肝炎（并不是每种肝炎都适合，要辨证使用）。

下面，我就再介绍几种小柴胡能治疗的常见病，有很多都是你们想也想不到的。

1. 解酒护肝

我们常见的酒后症状为：胸胁苦满、心烦喜呕、口苦咽干、头晕头痛。这是小柴胡典型的适应证，药方里面的成分本来就是疏肝理气、清热解毒、解表散寒的，对于解酒效果很好。同时小柴胡还理中和胃，保护胃黏膜，止呕降逆。

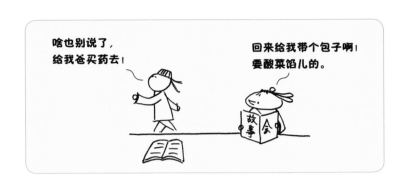

2. 结膜炎

小柴胡为什么能治结膜炎？因为肝开窍于目啊，而且肝经也经过眼睛。结膜炎是西医的病名，在中医里其实就是肝经有热在眼睛上的体现罢了。小柴胡清肝胆经热，治疗这个是分内的工作，完全对症啊。用时可以用菊花或者金银花泡的水冲服小柴胡，加强清热的疗效。

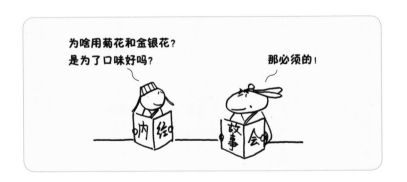

3. 中耳炎

中耳炎是孩子常见的多发病，尤其是夏天游泳以后，有水进入耳朵引发炎症。小柴胡是治疗中耳炎初期最好的家庭用药。为什么呢？

因为胆经的循行路线中"耳部分支：从耳后（完骨穴）分出，经手少阳的翳风穴进入耳中"。所谓炎症，其实就是有热证，此时用车前草或者蒲公英煮水，冲服小柴胡3～5包（此时剂量要大一些），可以很有效地治疗中耳炎。如果临时找不到蒲公英和车前草，也可以用小柴胡＋双黄连口服液代替。

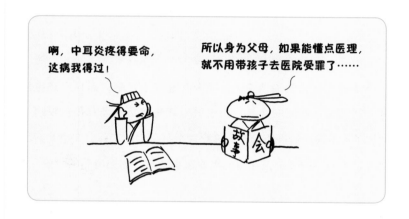

4. 偏头痛

胆经的循行路线，在头部就是沿着头部两侧，所以偏头痛大部分都是因为胆经有热。此时用车前草或者马齿苋煮水，冲服小柴胡3包，一日三次。对于缓解和治疗偏头痛效果很好。

5. 手足口病

手足口病其实就是肝经有热引起的病症，肝胆同气，小柴胡一样可以清肝经的热毒。所以家庭最好的预防和治疗办法，就是让孩子服用小柴胡颗粒＋双黄连口服液。这个治疗方法在我的手足口病医案里，治愈率极高。

哎，小柴胡到底能治疗多少病，我也搞不清楚，这就是中医药方的神奇之处。它就像打仗时候的排兵布阵，演绎起来千变万化。但无论如何它**体现的都是中医辨证论治的精神**。只要是少阳证，小柴胡就是良方。至于病名，那些都是西医起的，莫要被迷惑和束缚才好。

梁冬写过一段话，我觉得就是对中药方最好的阐述。他说："几千年的中华传统文化浸润濡养着中医这棵宝树奇葩，无论是基础理论，还是用药治则，无不闪烁着哲学的思辨之美……五行的相生、相克、相乘、相侮，对立、制约与依存，看似玄而又玄，但无处不反映着朴素的真理。七情配伍，相使、相须、相恶、相杀，一方之中竟有排兵布阵般的谨慎严密，大气浑然，每一方不知包孕了多少哲理在其中。"

这就是"大道至简，至简则美"的中医。

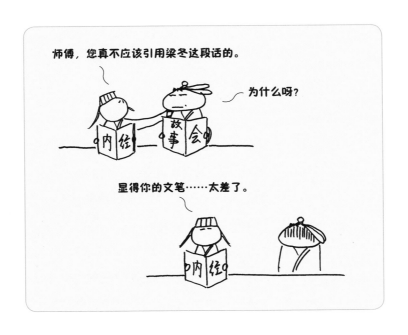

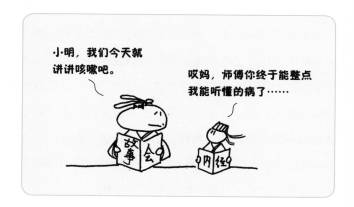

就算是讲咳嗽，我们也要讲点儿不一样的，我们讲《黄帝内经》里的咳嗽……逼格高到以后再也没有人敢跟你们讨论咳嗽！！！

《黄帝内经·素问》咳论篇

有一天黄帝吃完饭，闲着也是闲着，就问他的老师岐伯："请问老师，为什么肺会让人咳嗽呢？"岐伯说："五脏六腑都能让人咳嗽，谁跟你讲只有肺才能让人咳嗽的啊？"黄帝一听，不明觉厉，说："您讲来我听听。"

于是岐伯就说了，皮毛是归肺管的，皮毛先受了风邪，肺肯定就是直接的受害者。如果此时胃里又吃了点凉的东西，凉气沿着脉气进入了肺（其实脾胃属土，肺属金，土生金，所以胃受寒，也会直接影响到肺），肺里外受寒，互相打架，就开始咳嗽了。

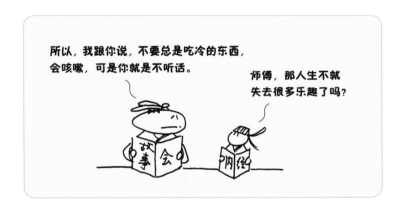

所以，我跟你说，不要总是吃冷的东西，会咳嗽，可是你就是不听话。

师傅，那人生不就失去很多乐趣了吗？

唉，对啊，健康的人生有健康的乐趣，但必然会失掉放纵的乐趣，这就是人生。

岐伯又说，虽然咳嗽是生于肺的，但是受病的根源则有可能传自五脏，不要总是责怪肺，肺其实很无辜的。比如说，秋天的时候，一般都是肺先感受到邪气，因为秋天属金，肺属金，所以同类相感，有什么风邪，肺肯定第一个倒霉。同理可得，冬天的时候，就是肾最先遭殃（冬天属水，肾属水）；春天的时候，就是肝先躺枪（春天属木，肝属木）；夏天的时候，心第一个受害（夏天属火，心属火）；长夏的时候，就是脾最容易生病啦（长夏属土，脾属土）。

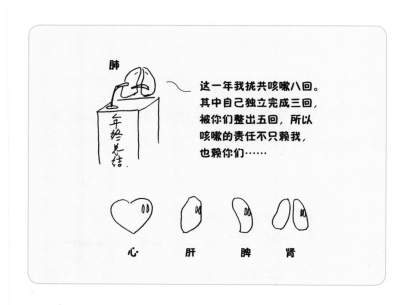

岐伯说，人是妈生的，但是人也是生活在大自然中的，与自然的气运密不可分，所以五脏与季节变化紧密相连。五脏受了风寒后，轻的就传到了肺，开始咳嗽；严重的就直接传到大肠，于是就会拉肚子，肚子痛了。

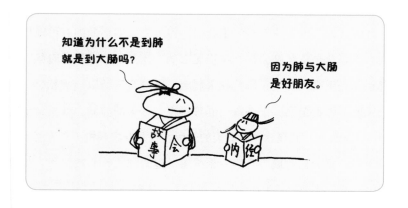

听到这里，黄帝心想，不就是个咳嗽吗，看你整得这么玄乎。于是又问岐老师："那这么多种类的咳嗽，你是怎么区分的呢？"岐老师微微地捋了捋胡须说："肺引起的咳嗽，不但咳嗽，而且喘气的声音也很大，这就是肺气上逆的表现。有的人咳嗽咳得甚至吐血，这就一定是肺不收敛引起的了。"

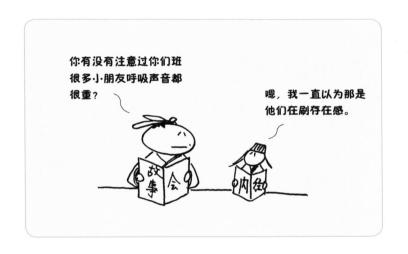

如果是心引起的咳嗽呢？咳着咳着就会心口疼，然后心火上逆，沿着心脉到了嗓子，嗓子眼儿里像堵着一小块东西似的非常难受。严重的话就会引起咽喉肿痛（扁桃体发炎）或者喉部肿大，呼吸困难了（喉炎）。

如果是肾引起的咳嗽呢？咳的时候腰部和脊背就会疼痛，因为肾脉贯穿了整个脊背，咳嗽时会牵引着腰背，引起疼痛。肾寒脾湿，脾在液就表现为口水，所以咳着咳着就会不停地有口水流出。

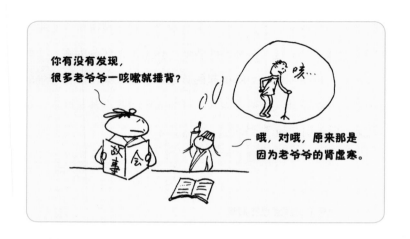

如果是脾引起的咳嗽呢？就会右边胁下疼痛，隐隐地还会牵连至肩背疼痛。这是因为脾气应该从左边升起，胃气从右边下降。如今脾受了寒湿，导致了胃气从右边上逆，所以右边的胁下就会胀痛，一直会上冲到肩背。胃气不降，肺气也没有下降的通路了，就会开始咳嗽。而且越是运动后，咳嗽越剧烈。

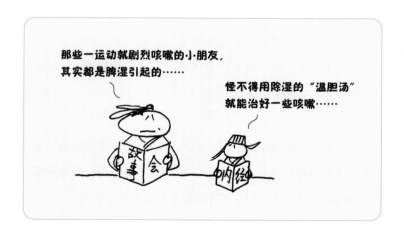

如果是肝引起的咳嗽呢？咳的时候肋骨下面的两边都会疼痛，因为肝经是从身体前面的左右两边经过，咳嗽时，左右两边都疼，甚至咳得不能转身，一转身肋骨下面就更疼。

黄帝听完表示服气，然后就问，除了五脏以外还有什么会引起咳嗽呢？岐老师说，还有六腑。

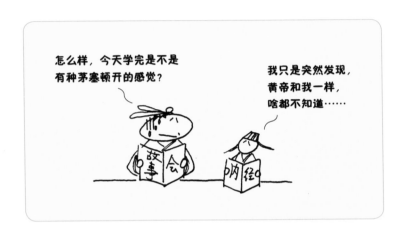

黄帝同学听完了岐老师的五脏咳嗽的说法后，特别感慨，激动地表示……想吃一碗凉皮。吃完后又回去睡了一个午觉，下午来了本来想学点儿别的，但是扭头一看奥数老师虎视眈眈地望着他，于是他只好继续假装很感兴趣的样子，听岐老师瞎扯咳嗽的事情。

黄帝问："那啥，五脏引起的咳嗽我明白了，那请您讲讲六腑是怎么引起咳嗽的吧？"

于是岐伯说："五脏引起的咳嗽，咳久了，就转移到六腑上去了啊。因为五脏和六腑都是表亲关系，一一对应的。"

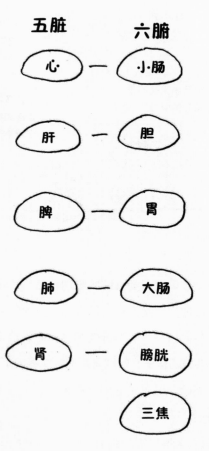

脾引起的咳嗽，咳久了以后，就会把病机传给胃。胃引起的咳嗽是什么症状呢？就是一咳嗽就呕吐。那是胃气上逆的缘故。

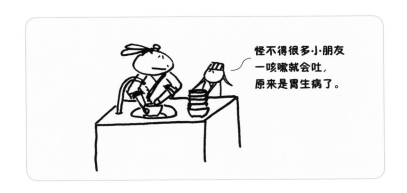

怪不得很多小朋友一咳嗽就会吐，原来是胃生病了。

肝咳久了呢？就会把病传给它的好兄弟胆。"肝胆相照"不是口号，它们是来真的。胆接过病茬以后就会胆气上逆，咳嗽的时候会口苦，或者呕吐胆汁。

肺咳久了呢？好基友大肠就受到了牵连，大肠掌管着肛门，所以一咳嗽就会有屎挤出来……呃，整个人都不好了。

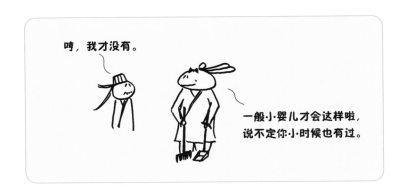

哼，我才没有。

一般小婴儿才会这样啦，说不定你小时候也有过。

小肠和心是两口子，要不古语说"热心肠"，它们五行都属火。心咳久了，小肠也就病了，一咳嗽就放屁……嗯，整个人又都不好了一次。

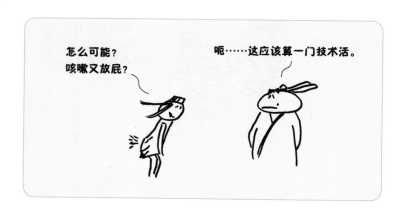

肾久咳呢？肾和膀胱相表里，所以膀胱就受到了影响，形成了膀胱咳。就是一咳嗽就遗尿……遗尿……遗尿……

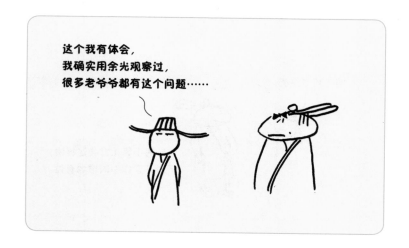

如果人总是这样一直咳啊咳的，那么他身体的上、中、下三个部分就都会生病了，这时候人的感觉就是，总是腹部很胀，什么都不想吃。因为最终所有的病气都会聚在胃部，让胃气上逆，所以人就感觉一点儿胃口都没有了。胃气上逆导致了肺没有下降的通路，所以肺气上逆后，人就会持续不断地咳嗽、流鼻涕，头面部看上去总是浮肿的。

讲到这里，岐老师把已经睡熟的黄帝好不容易摇醒，说："我已经把五脏六腑引起的所有咳嗽都讲完啦！"

黄帝说："太好了，那我们赶紧吃饭吧。不过，让我先把文章发到朋友圈。"

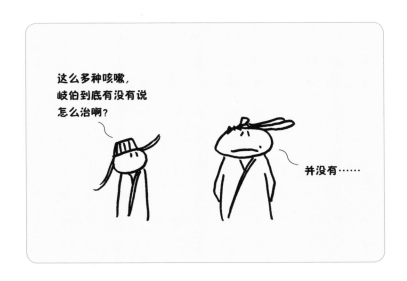

是真的！岐老师居然没有说怎么用药治！当然，他说了怎么用穴位治。可是对于大部分不会用针的人来说，知道穴位并没用，所以在此就不介绍了。

你的男神或者女神咳嗽了，
如果你还在发这样的短信：
亲，多喝水，多休息……

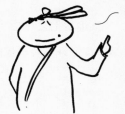

简直弱爆了!!!

你应该直接点：

帅哥你这个是胃咳，
来碗半夏厚朴汤吧……

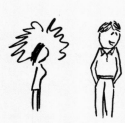
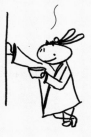

哈哈，瞬间让那些脸尖、胸大、头发长的情敌滚蛋……

啦啦啦啦啦啦啦啦……

得意……

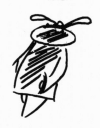

唉！我师傅太不了解男人了，
男人吃完药后……还是看脸。

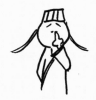

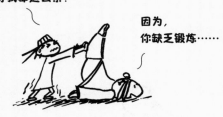

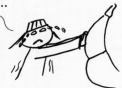

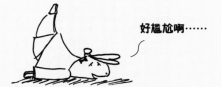

好啦，言归正传。

前面，我讲解了《黄帝内经》里的关于五脏六腑都能让咱们咳嗽的内容，下面我们继续讲咳嗽。

先讲一下，为什么我们总是那么容易咳嗽呢？除了肺主皮毛，很容易受到外邪的侵害以外，还因为它本身的特性。

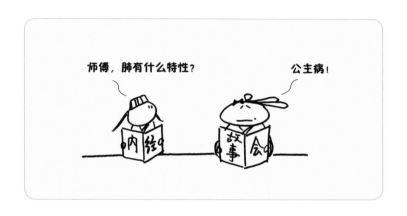

为什么这么说呢？肺位于胸中，位置很高，因此有"华盖"之称。

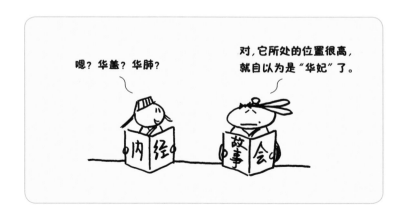

肺被称为"娇脏"，就是特别娇嫩的脏腑。《难经本义·四十九难》："肺主皮毛而在上，是为嫩脏，故形寒饮冷则伤肺。"《里虚元鉴·劳嗽症论》："肺气一伤，百病蜂起，风则喘，痰则嗽，火则咳，血则咯……"

把这些古文的意思总结为两个字儿，就是：娇气！

所以无论是外感还是内伤，或者是其他脏腑的病变都有可能伤及肺，从而引发咳嗽、气喘、咳血、失声、胸痛、肺痿等病症。而我们最常见的就是咳嗽，有的人咳嗽周期都是以月计，咳不到一周就好了的，那都算是没咳好，都不好意思跟人说自己咳嗽了。

这次从外感和内伤两个方面讲一下原理和用药。

外感咳嗽

1. 寒咳。寒咳是指身体感受寒邪后，伤及肺部引发的咳嗽。主要症状有气急、喉痒、痰白、鼻塞、流清鼻涕、头痛、肢体酸痛、发烧怕冷、无汗、舌苔薄白。

这里要抓住的关键词就是：**喉痒（热为喉痛）、清涕、痰白、舌苔薄白**。如果舌苔厚白，就是有寒湿，不仅寒还湿（寒湿加藿香正气水）。

治则：**解表散寒、宣肺止咳**。

此时我的推荐用药为：**通宣理肺丸**。

通宣理肺丸的组方为：紫苏叶，前胡，桔梗，苦杏仁，麻黄，甘草，陈皮，半夏（制），茯苓，枳壳（炒），黄芩。它是解表剂，具有解表散寒，宣肺止嗽之功效。主治感冒咳嗽，发热恶寒，鼻塞流涕，头痛无汗，肢体酸痛。

这里面解表散寒的药物有紫苏叶、麻黄，降肺止咳的有前胡、桔梗、苦杏仁、半夏，这几样是最重要的。所以万一你们附近的药店没有通宣理肺丸，那就按照这几样主要的药物进行对照，差不多能对上症状的止咳药基本上都可以用（购买前请仔细辨证，并详细阅读说明书上的"功效"）。

2. **热咳**。热咳就是风热引起的咳嗽，或者寒邪入里化热后引起的咳嗽。主要症状有咳嗽、痰多痰黄、痰黏、咽喉痛、怕风、发烧、头痛、身体痛、流黄色的鼻涕、口渴、舌苔薄黄等热证。

这里要抓住的**关键词**是：**黄痰、喉痛、涕黄、舌苔薄黄**。如果舌苔黄腻，则是代表湿热，不仅有热还有湿（可以加用参苓白术丸除湿）。

治则：**疏风清热、宣肺止咳。**

对于热咳，我的推荐用药为：**麻杏止咳糖浆或者咳喘宁口服液。**

麻杏止咳糖浆的组方为：麻黄、苦杏仁、石膏、甘草（炙）。它的主要功效是解表清热降逆，止咳祛痰平喘。里面的麻黄解表，苦杏仁降逆止咳，石膏清热。

咳喘宁口服液的组方为：麻黄、石膏、苦杏仁、桔梗、百部、罂粟壳、甘草。它的主要功效是宣通肺气，止咳平喘。症见咳嗽频作、咳痰色黄、喘促胸闷。

这两种药中主要用药为麻黄、石膏、苦杏仁。如果没有我推荐的这两种药，你们自己对照其他咳嗽药品里，有这三样，也可以尝试使用（购买前请仔细辨证，并详细阅读说明书上的"功效"）。

3. **燥咳**。燥咳是指风燥咳嗽。主要症状为喉咙干痒、无痰或者痰少成丝、有痰咳不出、咽喉干痛、口干、鼻干、唇干，常伴有鼻塞、头痛、无汗、发烧怕冷等。舌质红或者舌质白。

这里要抓住的关键词是：**干、无痰或者少痰**。

这时的治疗原则就是：**疏散风热、宣肺止咳**。

对于燥咳，我的推荐用药是：**桑菊感冒片**。

桑菊感冒片的组方为：桑叶、菊花、连翘、薄荷、桔梗、苦杏仁、芦根、甘草。它的主要功效是疏风散热、宣肺止咳。桑叶、菊花、连翘、桔梗、苦杏仁、芦根清热滋阴止咳。薄荷辛凉透表，疏散风热。

这里面比较重要的是桑叶、菊花、苦杏仁和薄荷。所以药店若无桑菊感冒片，就按照这几样比照购买（购买前请仔细辨证，并详细阅读说明书上的"功效"）。

另外一些我们平时常用咳嗽药的使用功效，这里也简单讲一下。

蛇胆川贝液：热咳。

川贝枇杷露：热咳或者燥咳。

复方鲜竹沥液：热咳。

小青龙合剂（颗粒）：寒咳。

止嗽散：燥咳。

宣肺止嗽合剂：燥咳。

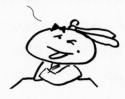

亲爱的，你们以前没吃错过药吧？

外感咳嗽，是因为自然界风、寒、暑、湿、燥、火六淫气引起的，属于防不胜防的受邪，所谓命苦不能怪政府。

可是内伤引起的咳嗽，就怪不了别人了，都是我们自己脏腑或者体质出了问题，从而伤及了肺部。所以内伤咳嗽多为慢性病，会常年反复，迁延不愈。现在我们就把内伤咳嗽的病因一个个罗列出来，看看到底是什么让我们咳得停不下来。

1. 痰湿蕴肺

身体本来是靠脾对水谷精微的运化来滋养脏腑，包括肺。可是由于饮食不节，或者嗜酒好烟，或者过食肥甘厚味辛辣，或平素脾失健运，伤害了脾胃之后，脾无法正常代谢水湿，日久变为脾湿；脾湿生痰，上渍于肺，壅遏肺气；肺气不降反逆，从而引发了咳嗽。

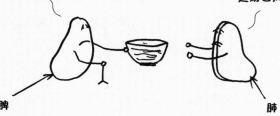

不久以后，浑水变成了浊痰。

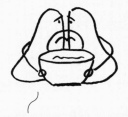

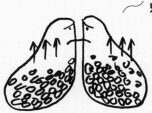

痰湿蕴肺造成的咳嗽症状为：反复发作，咳声重浊，胸闷气憋，早上起来咳嗽加剧，痰多，痰黏稠，痰为白色或者灰色，痰咳出后会感觉胸部气憋的情况缓解。除此之外，身体还有很多痰湿体质的特征：身体疲倦、腹胀、吃的东西很少、大便不成形，舌苔白腻。这种咳嗽也可以理解为寒湿咳嗽。

治则：**燥湿化痰，理气止咳。**

推荐用药：**二陈丸＋三子养亲汤**（用前请仔细辨证，在医生的指导下用药）。

二陈丸组方：陈皮，半夏，茯苓，甘草。

功效：燥湿化痰，理气和胃。

主治：湿痰症。咳嗽痰多，色白易咯，恶心呕吐，胸膈痞闷，肢体困重，或头眩心悸，舌苔白滑或腻。

三子养亲汤组方：炒苏子6克，炒莱菔子6克，炒白芥子3克。熬水，熬成两小碗，早、晚分服。

功效：降气化痰。

主治：痰壅气逆食滞证。咳嗽频作，咳声重浊，痰多色白，质黏稠厚，胸闷脘痞，呕恶少食，体倦肢重，舌苔白厚腻。

这两个方子合用，可以治疗痰湿蕴肺引起的咳嗽。二陈丸是中成药，药店都有。三子养亲汤，因为用药简单，可以自己熬。但如果实在没条件，市面上有卖三子养亲茶的，组方一样，也可以替代使用。

2. 痰热郁肺

痰热郁肺就是痰湿郁结在肺中日久化热，引起的原理都是一样的。

问题：痰湿蕴肺和痰热郁肺的区别？

小明：有两个字不一样。（✗）

小红：一个是常温的，一个是加热过的。（✓）

主要症状有：咳嗽喘息气粗，胸胁胀满，伴身热，舌红，苔黄或黄腻。除此之外，身体还表现出很多热证：面红、身热、口干而黏、想喝水、舌质红。这种咳嗽可以理解为湿热咳嗽。

治则：**清热化痰，肃肺止咳。**

推荐用药：**橘红丸。**

橘红丸是中成药，组方：化橘红，陈皮，半夏（制），茯苓，甘草，桔梗，苦杏仁，紫苏子（炒），紫菀，款冬花，瓜蒌皮，浙贝母，地黄，麦冬，石膏。

3. 肝火犯肺

这种病症多由情志郁结，气郁化火，灼伤了肺阴，或邪热蕴结肝胆，上犯于肺，肺失清肃或肺络受伤所致。简单来说，就是生气气得咳嗽啦！

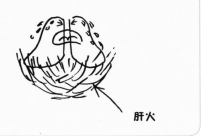

你就像那冬天里的一把火，熊熊火焰燃烧了我的肺窝……

肝火

主要症状：感觉气往上冲想咳嗽，咳的时候面红耳赤，喉咙干、嘴巴苦，痰少但是很黏，一丝一丝的感觉吐不干净，症状可随着情绪波动增减，咳嗽的时候会有胸胁疼痛，舌红或者舌边红，苔薄黄。

除此之外，身体还有很多其他肝郁的症状：嘴里又苦又干，经常眩晕，一会儿冷一会儿热，胃口不好，胸闷，胸胁经常疼痛，失眠多梦，烦躁易怒。

治则：清肺泻肝，化痰止咳。

推荐用药：加味逍遥丸＋二陈丸（用前请仔细辨证，在医生的指导下用药）。

加味逍遥丸是中成药，组方：当归，芍药，茯苓，白术，柴胡，牡丹皮，山栀，炙甘草，薄荷。功效为养血健脾，疏肝清热。

主治：肝郁血虚内热证。烦躁易怒，或自汗盗汗，或头痛目涩，或颊赤口干，或月经不调，小腹胀痛，或小便涩痛，舌红苔薄黄。

二陈丸里的陈皮、半夏、茯苓，又是专门用来降逆除痰止咳的，是经典的化痰方。两种药加在一起吃，治疗肝郁引起的咳嗽，效果很好。

4.肺阴亏耗

如果外感咳嗽一直没有治疗好，长期咳嗽后会引起肺气虚弱，肺阴损耗。或者是寒邪入里化热后，灼伤肺阴，导致肺阴亏虚。

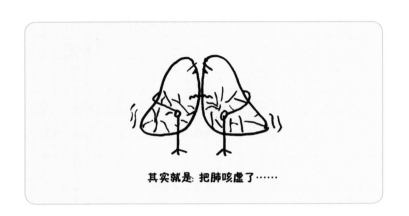

其实就是：把肺咳虚了……

主要症状：干咳，咳声短促，痰少黏白，或者痰中有血丝；低热，下午脸会潮红，盗汗，口干，舌质红，少苔。此时身体还会出现一些其他的阴虚症状：五心烦热，睡不好，盗汗，大便干燥，尿黄，腰膝酸软，嘴唇红，耐性差，舌质红。

治则：**养阴清肺，润肺止咳。**

推荐用药：**养阴清肺膏或强力枇杷露**（用前请仔细辨证，在医生的指导下用药）。

养阴清肺膏的组方：地黄，麦冬，玄参，川贝母，白芍，牡丹皮，薄荷，甘草。其中地黄、麦冬、玄参、川贝母、白芍都是滋养阴精的，有养阴清肺、润燥止咳的功效。

强力枇杷露的组方：枇杷叶，罂粟壳，百部，白前，桑白皮，桔梗，薄荷脑。一般用于支气管炎咳嗽，它的功效是养阴敛肺，止咳祛痰，也可以用在肺阴亏耗的咳嗽中。

　　以上所有治内伤咳嗽的用药，在使用前，务必根据身体其他症状进行整体辨证，这一点特别重要。看清这些中成药上的"功效"再确定使用。能做成中成药的药方，一定都是经过千百年临床反复认证的经典方、常用方、验方，对于我们的常见病，中成药足矣。

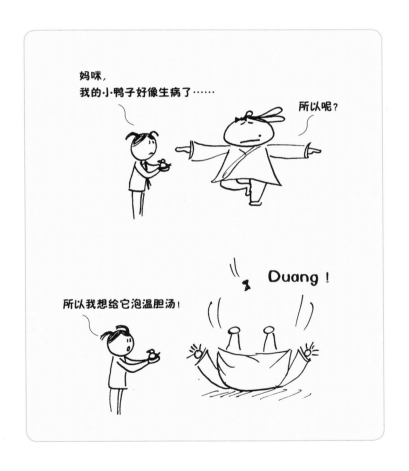

07

我记得第一次看到"温胆汤"这个中医方子，是在罗大伦博士的书里，他当时给温胆汤的定义为"千年除湿神方"，我一带而过，根本没往心里去。

第二次看到温胆汤是在黄煌教授的《中医十大类方》里，他对温胆汤的定义主要是安神、定惊。

TIPS

温胆汤：

茯苓一两半（7.5克），半夏二两（10克），陈皮三两（15克），甘草一两（5克），枳实二两（10克），竹茹二两（10克），大枣一枚（15克），生姜几片（15克），水煎服（方剂来自《三因极一病证方论》，剂量仅供参考，请在医生指导下用药）。

后来我用温胆汤治好过哪些病呢？有咳嗽、不明原因的头痛、头皮屑多、脚气、湿疹、脸色潮红（农村红）、头晕、失眠、扁平疣。

然后在读者给我反馈的医案中，温胆汤除了上面的疗效以外，还有效地治疗了高血压、寻常疣、胸闷、腿肿、妇科炎症、脸上的痘痘、减肥。

温胆汤到底能治好多少病，连我也无法确定。可事实上，温胆汤只治一种病——**痰湿**。

那么问题来了，为什么那么多人都有痰湿呢？这个痰湿是怎么产生的？好吧，让我来告诉你们，那些湿是怎么进入我们身体的。

1. 夏天本来是要出汗的，可是因为现在每个室内都有空调，所以本应该从汗水中流出的湿，全部被密闭在了身体里。

2. 如今卫生条件好了，运动过后人们会在第一时间选择洗澡，此时毛孔都是张开的，洗澡时水湿就会从毛孔进入人的皮肤和关节中。

3. 生活物质条件太好，吃的东西过于肥甘，酒肉穿肠过，伤了脾胃。脾主水湿代谢，脾虚后，水湿就无法被正常运化和代谢掉，留在了身体里变成湿气。

4. 大多数人都是上班族，缺乏运动，脾主肌肉，肌肉得不到锻炼，也会造成脾虚，所谓劳倦伤脾。另外思虑伤脾，过度用脑，也会伤脾。脾虚就不能代谢水湿，结果又是湿气。

如果吃的东西过于寒冷，也会伤脾引起脾湿。肝气郁结克伐脾土，导致脾胃功能虚弱，引起脾湿……上面所有乱七八糟的各种湿，在身体里待久了就会郁热成痰，变为痰湿。湿气就像一根棍子，横在了人体中间，使身体的圆圈不能再畅快地转动，如此引起各种各样的病，也就不足为奇了。

上面我讲了这么多湿，就是因为我要告诉你们，脚气其实就是身体有湿最常见的一种症状——它既不是病源，也不是什么细菌感染，它就只是症状而已。所以脚气也要辨证论治，不是所有的脚气都是一样的。中医里把脚气大致分为三种类型：湿热脚气、寒湿脚气、瘀血寒毒。

1.湿热脚气证：主要症状表现有脚趾间或足底部潮湿糜烂，瘙痒，或浸淫流黄水，或红肿溃烂蜕皮，甚至脚趾肿胀，舌红，苔黄，脉沉或无变化。其治当清热燥湿，温化止痒。可选用苦参矾石汤。

> **苦参矾石汤：**
>
> 苦参24克，矾石10克，芒硝12克，花椒12克，茯苓30克。此5味药水煎后泡脚，一天1～2次，7天为一个疗程，一般2～3个疗程（用前请仔细辨证，请在医生指导下用药）。

TIPS

这个方子的主要功效就是清热燥湿、温化止痒，特别适用于舌质红，苔黄，足底糜烂瘙痒，甚至溃烂蜕皮的严重湿热型脚气患者。如果不是特别严重，但也符合湿热证，可用温胆汤泡脚，功效也不错。

2.寒湿脚气证：主要症状表现有脚趾间或足底部潮湿糜烂，瘙痒，或浸淫流黄水，或麻木冷痛，或溃烂蜕皮，手足不温，甚至脚趾肿胀，舌淡，苔白，脉沉。其病理为：本身气血双虚，四肢厥冷，又被寒湿所肆虐，以此而变生为寒湿脚气。其治当散寒除湿，温化止痒。可选用鸡鸣散。

鸡鸣散：

槟榔7枚，陈皮、木瓜各30克，吴茱萸6克，桔梗15克，生姜（和皮）15克，紫苏叶9克（用前请仔细辨证，请在医生指导下用药）。水煎服，最好在早上5点左右空腹用药，然后会拉出黑色的大便，这就是排寒湿的表现。

鸡鸣散的功效就是行气降浊、化湿通络、解表散寒。

3. **瘀血寒毒证：** 主要症状表现有脚趾间或足底部潮湿糜烂，瘙痒，疼痛，或浸淫流脓血水，脚趾颜色暗紫或痒痛或溃烂蜕皮，甚至脚趾肿胀，舌质暗，苔薄，脉沉。引起的原因是寒凝血瘀，瘀血内阻。这种脚气光除湿就不行了，其治当活血化瘀，散寒解毒。可服用金匮肾气丸（中成药），配合服用桂枝茯苓丸。

桂枝茯苓丸：

桂枝、茯苓、芍药、牡丹皮、桃仁各等份，末之，炼蜜和丸，如兔屎大，每日食前服一丸。或各15克，水煎服（方剂来自《金匮要略》，剂量仅供参考，请在医生指导下用药）。

这两个方子配合在一起的功效就是温化止痒、通行寒痹、行气化瘀。特别适合瘀血寒证引起的脚趾屈伸不利、疼痛为主要特征的脚气。

在中医里，脚气不但不是细菌，不传染，而且中医认为，不论湿寒、湿热的脚气，都是身体在主动排湿的一个表现。身体是非常智慧的，当它感觉到身体湿气过重时，会自行选择出口排出湿气。脚底是经络汇集的地方，也是身体的全息反射区，湿气一般都是往下走，所以身体很自然地选择了它。

如果脚气在犯之时，没有从调整身体体质出发，而是强行用外用西药激素来治疗脚气，那么就相当于堵住了身体排湿的出口，这时身体就只能选择其他地方排湿，比如阴道、阴囊或者是皮肤（湿疹）。

所以脚气不是病，更不是细菌，而是湿气的症状。要想彻底根治脚气，就要从调理身体体质入手。我们会发现，很多人有好多年的脚气突然就没了，有时候夏天有冬天就没了，都是因为身体里湿气在不断变化而已。如果是细菌的话，为何常常只有一只脚有，另一只脚却好好的呢？

以上给大家介绍的几种治疗脚气的药物，都是从身体排湿化瘀入手的，具体如何使用，一定要先仔细辨证。尤其是应该把全身的其他症状结合在一起考虑，不要只看脚丫。比如寒湿的人，他一定有其他阳虚的症状，湿热的人也一定有其他内热的情况，瘀血就更容易辨证一些。另外无论是吃药还是泡脚，2～3个疗程即可（一般7天为一个疗程），不要长期泡，因为那毕竟是药！

总之，找到病因，脚气是一定可以治愈的。

老崔，我和你一起泡脚吧！

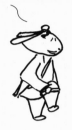

不行不行，
我有脚气！

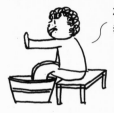

有脚气怎么了？

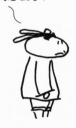

会传染啊。
我都传染给你爸了。

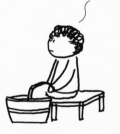

那我经常给你按摩按摩脚丫，
怎么没传染到我手上呢？

呃……
呃……

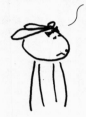

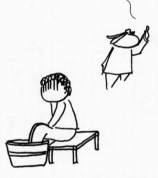

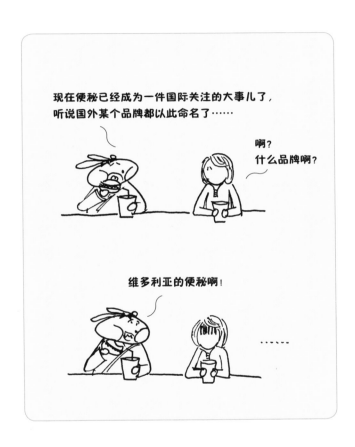

所以我们就来专题讲讲便秘吧。便秘其实只是一种结果，引起的原因分好几种，要码很多字儿才能写完的，想想就感觉好累啊……

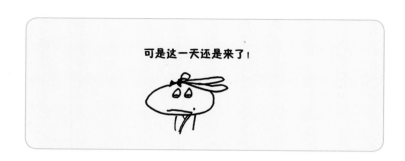

可是这一天还是来了！

好吧，下面我们就好好捋捋关于便秘，那些我们应该知道的事儿。

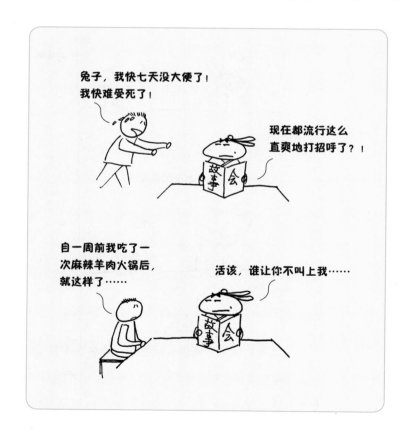

像这种朋友，便秘也不要管他，吃饭的时候想不到你，拉不出屎来的时候就想到你了，必须让他再难受几天！

唉，谁让我是个心地善良的兔子呢，要不是怕他打我，我也不会告诉他的。这种因为过食了辛热食物或热邪侵入腑脏而引起的暂时性便秘，来碗大承气汤就可以了。

大承气汤：

大黄4两（12克），厚朴半斤（24克），枳实5枚（12克），芒硝三合（9克）（方剂来自《伤寒论》，剂量仅供参考，请在医生指导下用药）。

这个大承气汤是寒下剂，有峻下热结的功用，专门治疗胃和大肠的实热证。症见大便不通，频放臭屁，胃腹胀满，疼痛拒按，按上去很硬，手脚出汗，舌苔黄燥甚至起刺，或焦黑糙裂。脉沉实。

一般对应的舌头是：舌红苔黄。

方中的大黄苦寒泻热，攻积通便，可以涤荡肠胃邪热积滞。芒硝咸苦而寒，软坚润燥，泻热通便。厚朴行气消胀除满，枳实开痞散结。整个方子是行气和泻下并重，药势峻猛，所以中病即止，切勿过服。孕妇、素体虚弱之人或者阴虚内热者忌服。

除此之外，气虚也常常是引起便秘的一种原因。如果没有明显的寒症，只是气虚症状显著：少气懒言，四肢倦怠，头晕目眩，出虚汗，舌淡胖苔白……这种情况下的便秘吃补中益气丸就好了。

气虚的舌图，多半有齿痕，苔薄白。

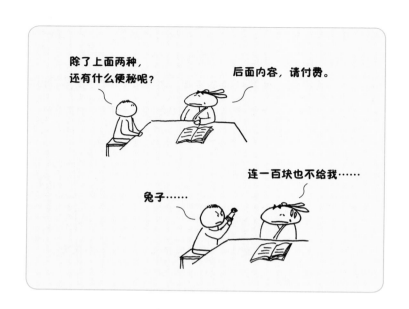

除了上面讲到的实热、气虚导致的便秘以外，最常见的还有阴虚便秘。阴虚便秘最好理解，就是肠中的津液太少，便便的小船划不动了，只能搁浅在大肠中间。自己脑补一下画面吧，画面太美我不敢看。

那这时候吃五仁丸效果最好了。

五仁丸现在有中成药卖，由杏仁、桃仁、柏子仁、松子仁、郁李仁、陈皮六味药组成（请咨询当地中医用药）。

因为其中有五味都是果仁，所以叫作五仁丸。这个方子是润下剂，有润肠通便的功效，主治津枯便秘。症见口干喜饮、舌燥少津、大便干燥、艰涩难出，以及年老或产后血虚便秘。

剥落苔和无苔都是典型的阴虚舌图。

方中杏仁质润多脂，润肠燥、降肺气，桃仁、柏子仁、郁李仁、松子仁都有润滑肠道、治疗便秘的作用。陈皮理气行滞，气行则肠运，与五仁合用，既可以润肠通便又可以不伤津液。

那我们常吃的麻仁丸是怎么用的呢？麻仁丸是治疗胃热肠燥便秘的常用方。

但是麻仁丸有个用药指征就是小便频数，舌红苔黄。主要是胃热肠燥导致脾受约束，从而失去输布津液的功能，津液只输膀胱，因此小便频数。

TIPS

麻仁丸：

麻子仁、芍药、枳实、大黄、杏仁。因其中大黄和枳实是攻下破滞的药物，所以孕妇、老年人或者血虚者慎用（请在医生指导下用药）。

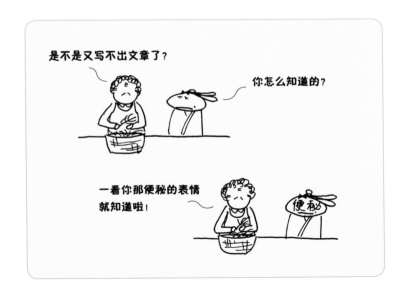

是不是又写不出文章了？

你怎么知道的？

一看你那便秘的表情就知道啦！

偏头痛的前世今生

　　很多人都有偏头痛的问题，比如说，周一早上一睁开眼，想到新的一周有那么多工作等着自己，头就开始痛了；比如说，暑假就快过完了，学生看着自己还有厚厚的暑假作业没做完，头就开始痛了；比如说，我以前一开会，想到会场里为了防止我们看手机，网络被屏蔽了，头就开始痛了……

　　夏天遇到停电，过年买不到回家的车票，女朋友的"谜之生气"，等等。生活中能让我们头痛的事情实在太多，我们的头表示很受伤。

　　……

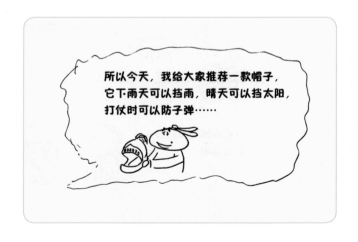

所以今天，我给大家推荐一款帽子，它下雨天可以挡雨，晴天可以挡太阳，打仗时可以防子弹……

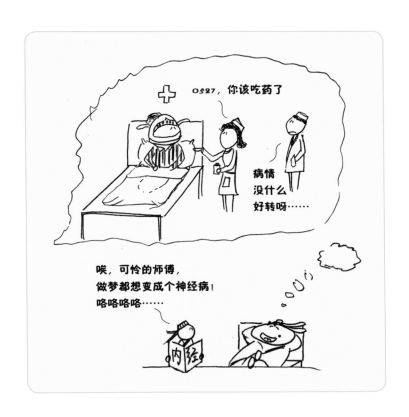

人总要有点儿梦想吧，万一哪天实现了呢？

好吧好吧，我们继续说无聊的偏头痛问题。

偏头痛这事儿和牙痛一样，虽然疼起来要人命，但好像也算不得什么大病。很多人经常偏头痛，可是到医院各项检查都做了，什么问题都没有，医生也表示很为难啊，只能开点儿止痛片儿啥的，疼的时候用两片，但是治标不治本，会反复发作。

可是这事儿在中医里，是可以解释的。为什么呢？中医有万能的经络图啊！

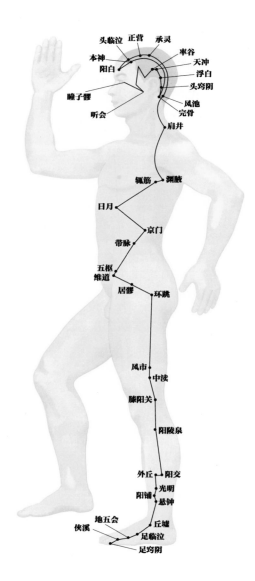

看到了吧，胆经在头部循行的路线，起于外眼角，经过太阳穴附近，眉骨上方和脑袋两侧都是胆经的暴走图……所以答案出来了，困扰我们多年的偏头痛，其实就是胆经的问题啊。

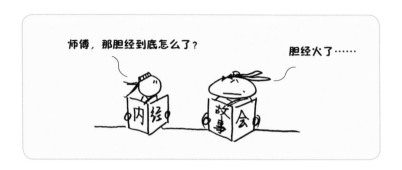

确切地说，是胆火上炎了。看下面的人体圆圈图：

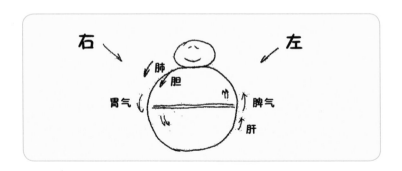

本来呢，胆气是要随着胃气从人体的右边降下去的，但是由于脾胃的小轮转得不好了，胃气不降，胆气没有下降的通路，就只好逆向行驶，往上跑了。

在人体，心火被称为君火，肝、胆、肾、三焦均内寄相火。所以当胆气上逆时，胆火也跟着往上跑，就这样没有一丝丝防备地就冲到了头面部。但是胆火很上路子，不占别人的地盘，只在自己的路线上跑。因此胆火经过的地方，就会痛啊！

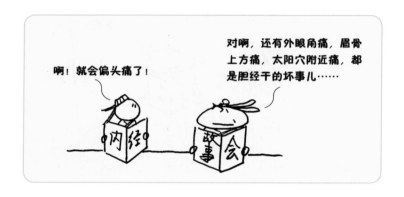

很多人多年偏头痛，每次发作时跳痛或者刺痛，痛不能按，但是要是那天早早地休息，睡一觉就会好了。这是为什么呢？因为晚上11点到夜里1点，是胆经运行时，在此之前进入睡眠状态，胆经可以借助自己值班的机会，除了进行胆汁的新陈代谢以外，还会做点其他的自我保健工作。这时，逆冲的胆火会被收敛起来，所以第二天早上醒来偏头痛就好了。

因此，晚上11点前入睡是非常重要的事情。11点也是一天中人体阴气最重的时间，此前入睡还比较容易，否则一旦过了11点阳气开始生发，人反而会越来越精神，更不利于睡眠。最重要的是，晚睡浪费电！

那除了睡觉，还有什么治疗偏头痛比较好的办法呢？乌梅汤。

乌梅汤：

　　乌梅 5 ～ 7 颗，白糖一两。乌梅煮好后，放入白糖调匀即服。

　　乌梅奇酸，性收敛，不但可以收敛外浮的胆火，而且还大补木气。所以当胆火不走寻常路，到处往上乱飞的时候，乌梅汤就是收拾它最好的武器。

　　不过立秋以后，人体的阳气开始收敛，乌梅汤就不再适合日常服用了，怕它酸收的性能导致收敛过度。但是如果遇到偏头痛犯时，还是可以拿来当作药物服用的，又好喝又安全。

　　除了乌梅汤以外，遇到胆经的问题，**小柴胡颗粒＋双黄连口服液**这对 CP 不得不又出场了。

　　小柴胡是和解剂，专解少阳证。所以但凡是足少阳胆经的问题，找它总是没错的。之所以要加双黄连口服液，是因为里面的黄芩降胆气、清胆火，再加上配方里的三味药皆入心经，"诸痛痒疮，皆属于心"。不用实在说不过去啊。

　　疼痛时，三包小柴胡颗粒＋两支双黄连口服液，一会儿偏头痛就好啦，效果比乌梅汤还要快一点儿。

　　不过什么药都不能长期服用，要想彻底治愈偏头痛，最好的办法就是早睡。

　　如果漫漫长夜，你本无心睡眠……那我就给你个秘方——硬睡！

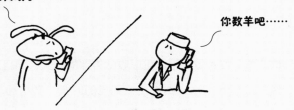

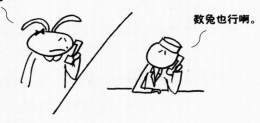

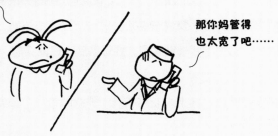

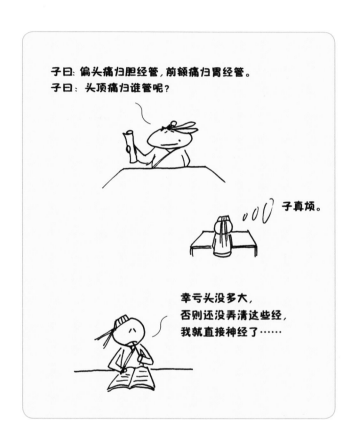

　　头前额包干区是胃经部门的，头侧包干区是胆经部门的，那头顶包干区归哪个部门呢？想想古语"怒发冲冠"，还是没有答案吗……

好了，那我们先假装不在意地看看肝经的循行路线吧。

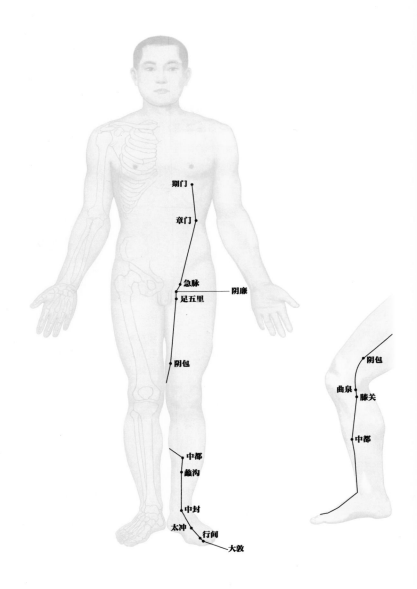

哎哟喂，好巧！肝经的一个分支，正好直达头顶哎——"……沿喉咙的后边，向上进入鼻咽部，上行连接目系出于额，上行与督脉会于头顶部"。

行了，啥也别说了，头顶痛是归肝经负责的。自有古语"怒发冲冠"，肝在志为怒，肝经同学本来就爱生气，再加上人家的地盘一直上至头顶，有情绪发作的时候，自然直冲头顶，一言不合就把帽子给掀了。

如果一个人肝阳上亢，讲得比较通俗一点，就是肝火比较旺，易怒，易烦躁，那他的肝火就会沿着路线图一路往上跑，所以就会常常头顶痛了。伴随着头顶痛比较常见的其他症状还有眼睛疼痛、眼睛红、口腔溃疡等。说到底还是肝经同学的个人问题，如果肝经能保持冷静，这些症状就都会消失。

来个对症的解药吧——龙胆泻肝丸。

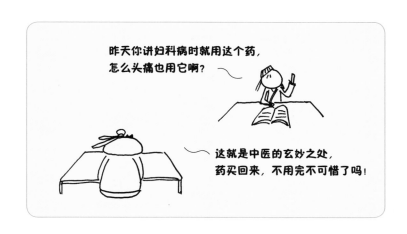

老婆治疗妇科病用剩下的药，老公拿来治头痛也很好嘛（等下，为什么老婆有妇科病，老公就会头痛呢……信息量好大的样子）。中

医就是这么牛，人家是头痛医头，脚痛医脚，我们是一种药，头也能治、下面也能治，就是这么潇洒。

为什么可以如此不拘一格地治病呢？那是因为妇科病有可能是肝胆湿热下注，而头痛有可能是肝胆实火上炎。**龙胆泻肝丸既清泻肝胆实火，又清利肝经湿热**，所以这上下两种病都能治……说到底，不就是肝经有热的那点儿事儿吗？

肝胆之火循经上冲，则口苦，头顶、耳目作痛，或目赤，或耳聋，或耳肿；湿热循经下注则为阴痒、阴肿、筋痿、阴汗。

龙胆泻肝丸中的龙胆草大苦大寒，既能泻肝胆实火，又能利肝胆湿热；黄芩、栀子苦寒泻火，燥湿清热；泽泻、木通、车前子可以将湿热之邪利导下行，从膀胱渗泄。

这时候对应的舌象是舌红苔黄，脉弦数有力。

除了龙胆泻肝丸之外，逍遥丸也可以治疗这种肝经问题引起的头痛。

TIPS

逍遥丸：

　　甘草、当归、茯苓、白芍、白术、柴胡、薄荷、生姜。

逍遥丸也是中成药，功效为疏肝解郁，养血健脾。主治肝郁血虚脾弱证。症见头痛目眩，口燥咽干，神疲食少，或往来寒热，或月经不调，乳房胀痛，脉弦而虚。

如果说龙胆泻肝丸治疗的是肝火上炎的实证，那逍遥丸治疗的就是肝郁血虚的虚证。这时的头痛目眩也是肝气不舒、肝血虚弱导致的。

药方中柴胡苦平，疏肝解郁；当归苦温，养血和血；白芍酸苦，养血柔肝。肝病易传脾，白术、茯苓、甘草都是健脾益气的，薄荷有疏散郁遏之气，透达肝经郁热的功效。

所以头痛的问题，如果不是脑部发生了器质性的病变，那就只是症状而已，并不是病源。经络有热或者瘀堵，是造成头痛比较常见的原因，但是瘀血一样会头痛。

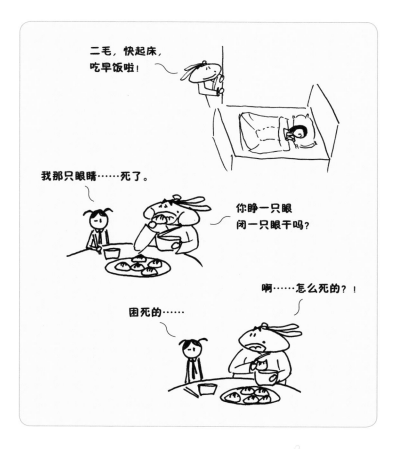

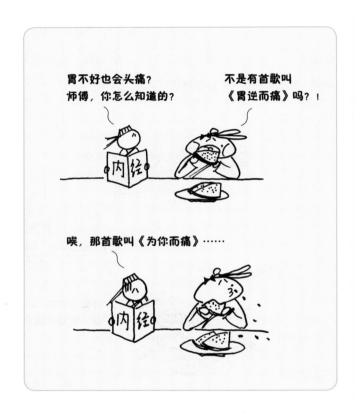

　　胃不好不但会头痛，而且还会眼睛疼。谁说胃不好

就只会胃疼呢？胃经也有自己的路线图好吧，胆火可以

任性地乱飘，胃经也可以各种作啊！

　　来看一下胃经同学的暴走路线图：

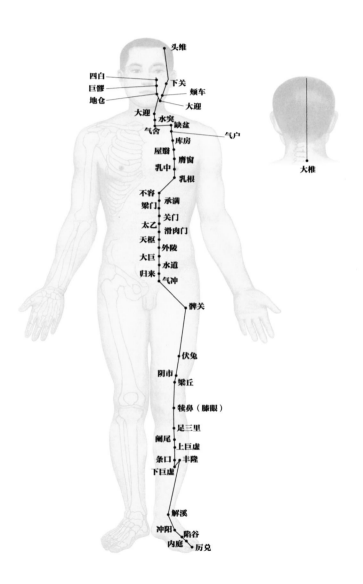

头维

四白
巨髎
地仓

下关
颊车

大迎

大迎
水突
气舍
缺盆
库房
屋翳
膺窗
乳中
乳根

气户

不容
梁门
太乙
天枢
大巨
归来

承满
关门
滑肉门
外陵
水道
气冲

髀关

伏兔
阴市
梁丘

犊鼻（膝眼）

足三里
阑尾
上巨虚
条口
下巨虚

丰隆

解溪

冲阳
陷谷
内庭
厉兑

大椎

循行部位起于鼻翼旁（迎香穴），挟鼻上行，左右侧交会于鼻根部，旁行入目内眦，与足太阳经相交，向下沿鼻柱外侧，入上齿中，还出，挟口两旁，环绕嘴唇，在颏唇沟承浆穴处左右相交，退回沿下颌骨后下缘到大迎穴处，沿下颌角上行过耳前，经过上关穴，沿发际，到额前。

　　因此，如果胃不好，胃有积热或者胃气上逆的时候，就很有可能会引发眼睛痛或者前额痛。

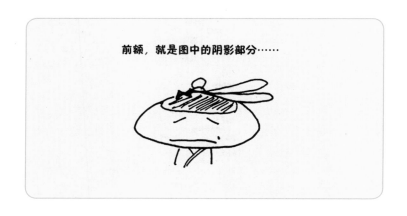

前额，就是图中的阴影部分……

　　因为胃经经过目内眦，并沿着发际线到达头维穴，所以我们经常遇到的**前额头痛，大多都是胃经有问题！！**

　　通常什么时候会前额痛呢？有胃火的时候。

　　胃中有积热，循经上攻。先从鼻入齿，引起牙痛。但是要是本身牙齿质量过关，牙龈抗攻击能力比较强，那牙齿就没事儿，邪火直接上攻到头部，引起前额痛。

　　伴随着这种头痛的，还有口气热臭、口干舌燥、舌红苔黄、脉滑数。这时候如果光治疗头部是没用的，因为病根儿在胃火。只有清热凉血才能消除此类头痛，方用"清胃散"或"玉女煎"。

TIPS

清胃散：

　　生地黄三分（6克），当归三分（6克），牡丹皮半
钱（6克），黄连六分（9克，夏月可双倍），升麻一钱
（6克），水煎服（方剂来自《脾胃论》，剂量仅供参考，
请在医生指导下用药）。

苦寒泻火的黄连可以直折胃腑之热；升麻清热解毒，治胃火牙痛，同时可以升散透发郁遏的伏火。牡丹皮凉血清热，当归养血活血，合牡丹皮可以消肿止痛。

适应证为：**牙痛牵引头痛，口气热臭，舌红苔黄，唇舌腮颊肿痛，口干舌燥，牙龈红肿溃烂，喜冷恶热。**

TIPS

玉女煎：

　　生石膏三至五钱（9～15克），熟地三至五钱或一
两（9～30克），麦冬二钱（6克），知母一钱半（5克），
牛膝一钱半（5克），水煎服（方剂来自《景岳全书》，
剂量仅供参考，请在医生指导下用药）。

石膏微寒，善清胃热而兼生津止渴。熟地滋补肾阴，清火壮水。

知母助石膏清胃热，而止烦渴。麦冬清热养阴生津，牛膝引热下行，且补肝肾。

适应证为：**胃热阴虚证。**症见头痛、牙痛、烦热干渴、舌红苔黄而干。

如果有反复发作的前额痛，就要去医院好好检查一下胃了，看看是否有胃部的问题，及时治疗才好。

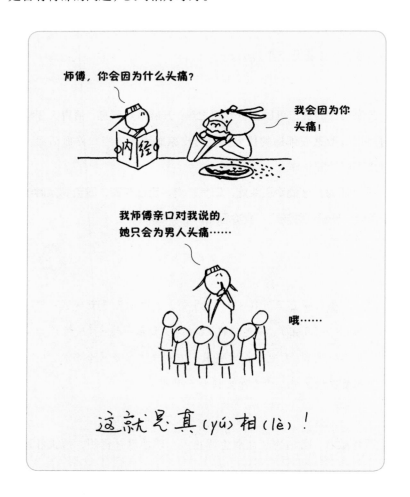

12

那个社会小青年要是知道这个方子，也不必受那么多罪了

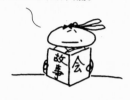

今天，我们继续讲头痛。

啊，还讲头痛？！
听得我都头痛了！

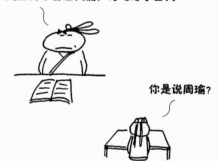

古时候有个很出名的社会小·青年，
就是因为不会治头痛，才吃尽了苦头……

你是说周瑜？

我是说孙·悟空……

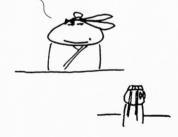

要是当年孙同学会治疗头痛，那真正头痛的就该是唐老师了。所以学会治头痛很重要，真的可以说是改变命运啊。

那孙同学的头痛属于哪种类型呢？显然他不是偏头痛、前额痛或者是头顶痛，他发病的症状基本属于神经性头痛了。

来看百度对神经性头痛的解释："神经性头痛多由精神紧张、生气引起，主要症状为持续性的头部闷痛、压迫感、沉重感，有的病人自诉为头部有'紧箍'感……有的病人可有长年累月的持续性头痛，有的病人的症状甚至可回溯 10～20 年。病人可以整天头痛，头痛的时间要多于不痛的时间。"

长期精神紧张、抑郁，长年累月持续性头痛、发病部位固定……妥妥的孙同学的写照啊！

在中医里，这种痛有定处且持续时间很长的头痛，多为瘀血造成的。瘀血是一种病理产物，也是很多疾病的致病因素。气虚、气滞、出血、寒冷、长期的精神抑郁、外伤、手术，都有可能造成气血不和，形成瘀血。

头痛、腰痛、腿痛、痛经都是非常常见的瘀血症状。一般舌质暗紫，或有明显瘀斑，舌下静脉粗大。

所以瘀血导致头痛的病人，通常还会伴有其他瘀血症状：疼痛部位多固定，疼时有刺痛感、胀痛感；出血易凝固，血色发黑紫，经期出血易出现血块；睡眠不安，入夜易烦躁；皮肤晦暗，嘴唇暗紫，身体皮肤干燥，小腿尤甚，脚后跟易开裂；左下腹有压痛感。

这时候的治疗就不能从胆经、肝经等经络入手了，要直接治疗瘀血。

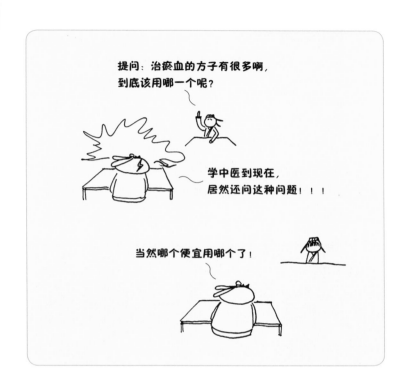

提问：治瘀血的方子有很多啊，到底该用哪一个呢？

学中医到现在，居然还问这种问题！！！

当然哪个便宜用哪个了！

　　比较适合的方子，就是血府逐瘀汤，这个药方为清朝名医王清任所创，记载在《医林改错》之中。

血府逐瘀汤：

　　桃仁12克，红花9克，当归9克，生地9克，川芎4.5克，赤芍6克，牛膝9克，桔梗4.5克，柴胡3克，枳壳6克，甘草6克。水煎服（方剂来自《医林改错》，剂量仅供参考，请在医生指导下用药）。

此方**活血化瘀，行气止痛**。症见：胸痛、头痛日久不愈，痛如针刺而有定处；或心悸怔忡，失眠多梦，入暮潮热；舌质暗红或有瘀斑、瘀点，脉涩或弦紧。

王清任在讲述血府逐瘀汤的功效时说："查患头痛者，无表证，无里证，无气虚痰饮等症，忽犯忽好，百方不效，用此方一剂而愈。"

现在根据症状，此方多用于治疗神经性头痛、三叉神经痛、外伤性头痛等。如果是瘀血导致的高血压头痛，此方的疗效也很好。现在药店有这个方子的中成药卖，服用前请仔细阅读说明书。

唉，如果当初孙同学在唐老师念咒语的时候能拿出一杯血府逐瘀汤，故事的结局就会变成另一幅景象吧……

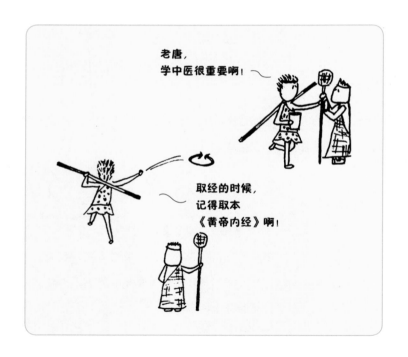

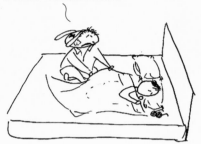

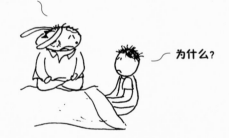

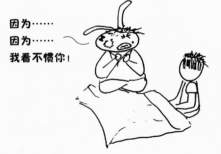

13

我这一生，唯一一次凌晨4点开着车满世界找医院买药的经历，就是因为牙痛。

那晚牙疼到什么程度呢？就是别说睡觉了，我连坐都坐不住，心里烦躁到了极点。我明明知道大半夜所有的牙科医院都关门了，也不会有急诊。而一般医院的急诊是不会治疗牙痛的，但我还是开着车出了门。

那一刻，我想的是我一定要出门！我快受不了了。

我生孩子那会儿都没有疼得这么气急败坏过，结果转了半个南京城，只在急诊室买到了一点儿止痛药，没有急诊医生会治疗牙痛，我又愤怒又无奈又着急地把止痛药吃了，结果过了半个小时，终于从牙痛转为了整个头痛，我没疯，二毛爸疯了。

后来那天早上，我6点就蹲在牙科医院门口了，挂了第一个号，具体怎么治疗的我竟然忘了。反正我现在嘴里最左边的三颗大牙都没了，整个左脸比右脸小了一圈儿。牙痛大概是我这一生中经历过最疼的疼痛。

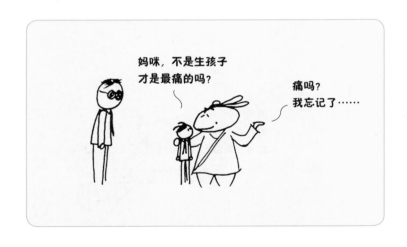

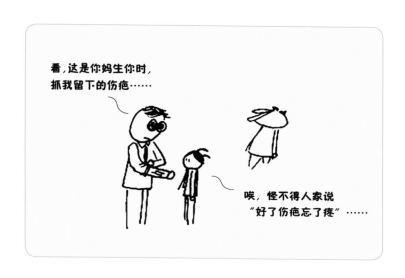

看，这是你妈生你时，抓我留下的伤疤……

唉，怪不得人家说"好了伤疤忘了疼"……

　　所以我们来聊聊牙痛。因为很多时候牙痛，并不是牙齿坏了，牙痛只是症状不是病因。

　　我就收到过一个大学生写给我的医案，说她自己大夏天吃了炸鸡汉堡和烧烤，结果第二天早上起来就牙痛了。这是因为吃炸鸡和烧烤造成胃有积热，热循着胃经的路线上行到牙齿。

　　我们来看看足阳明胃经的循行路线（参见本书 139 页《足阳明胃经穴》图）。

　　足阳明胃经："……向下沿鼻柱外侧，入上齿中，还出，挟口两旁，环绕嘴唇，在颏唇沟承浆穴处左右相交……"**胃中有热，循经上攻，所以会牙痛甚至牵引头痛，但此时的牙痛一般为上牙痛。并同时出现面颊发热、唇舌腮颊肿痛。胃热上冲，还会有口气热臭。胃是多气多血之腑，胃热常常导致血热，血热妄行，就会出现牙宣出血，甚至牙龈出血溃烂。**

此时的治法则应为清胃凉血。方用清胃散（方剂参见前文）。

苦寒泻火的黄连可以直折胃腑之热，升麻清热解毒，治胃火牙痛，可以升散透发郁遏的伏火。丹皮凉血清热，当归养血活血，合丹皮可以消肿止痛。

适应证：**牙痛牵引头痛，口气热臭，舌红苔黄，唇舌腮颊肿痛，口干舌燥，牙龈红肿溃烂，喜冷恶热。**

中成药推荐：

〔**药品名**〕清胃黄连片（丸）

〔**组方**〕黄连、石膏、黄芩、栀子、连翘、知母、黄柏、玄参、地黄、牡丹皮、赤芍、天花粉、桔梗、甘草。

〔**功效主治**〕清胃泻火，解毒消肿。用于肺胃火盛所致的口舌生疮、齿龈、咽喉肿痛。

〔**临床适应证**〕平日起口疮，口热口干，口黏，口臭，牙龈肿胀，牙龈出血，嗓子肿痛，伴有小便黄，便秘者参考选用。

复发性口疮、急性口炎、急性牙龈（周）炎、急性咽炎见上述症状者参考选用（请仔细阅读说明书后用药）。

那下齿疼痛呢？ 下齿归手阳明大肠经管。来看看大肠经的循行路线图：

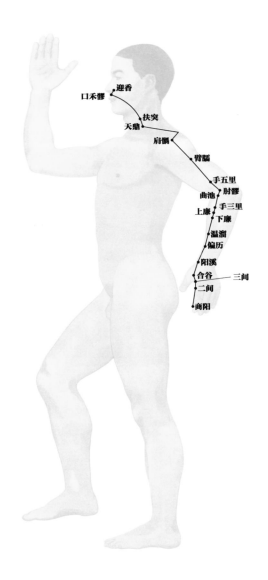

迎香
口禾髎
扶突
天鼎
肩髃
臂臑
手五里
曲池　肘髎
上廉　手三里
下廉
温溜
偏历
阳溪
合谷　三间
二间
商阳

大肠经"……其分支从锁骨上窝上行，经颈部至面颊，入下齿中，回出夹口两旁，左右交叉于人中……"所以下面牙齿痛多半就是大肠经热盛造成的了。此时要用泻下剂把大肠的热邪泻掉，牙痛也就跟着好了。

可以选用中成药"麻仁丸"或者是"防风通圣散"（用前请仔细阅读药品说明书，辨证使用）。

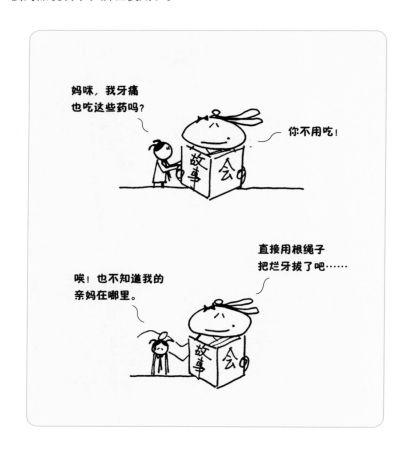

《小儿药证直诀》里面记载了一个小儿牙痛的方子，叫泻黄散。

泻黄散：

　　藿香叶七钱（6克），山栀仁一钱（3克），生石膏五钱（9克），甘草三两（6克），防风四两（9克），水煎服，煎煮时间勿长（方剂来自《小儿药证直诀》，剂量仅供参考，请在医生指导下用药）。

适应证为小儿出现口疮口臭，烦渴易饥，口燥唇干，舌红脉数等。

推荐中成药：

药 品 名 小儿化毒散（胶囊）（处方药）。

组　方 人工牛黄、大黄、黄连、珍珠、雄黄、川贝母、天花粉、赤芍、乳香（制）、没药（制）、冰片、甘草。

功效主治 清热解毒，活血消肿。用于热毒内蕴、毒邪未尽所致的口疮肿痛、疮疡溃烂、烦躁口渴、大便秘结。

临床适应证 小儿口疮，周围红肿，灼热疼痛，口臭，流口水，或见局部咽喉黏膜充血严重，黄白色点状渗出物很多，或见皮肤起脓包，红肿热痛，脓液稠黄，伴有饮食困难，发热，烦躁，大便干燥，小便色深者参考选用（该药为处方药，购买前务必咨询医生，须凭医生处方购买）。

说实话，牙齿真的很重要，自从我的三颗大牙没有了以后，我就再也没有上过125斤……说明战斗能力下降以后，确实对体重很有影响。

那些想减肥的朋友，就当我什么也没说……

　　我收到过一个读者的来信，讲她如何自我治疗频繁发作的尿道炎。信中说，她只用了一种中药煮水喝，结果效果出奇地好，要比之前去医院挂水疗效快得多，最重要的是，之后很久都没有再复发。

　　她用的这一味中药，就是白茅根。

　　白茅根性味甘寒，归肺、胃、膀胱经。**凉血止血，清热利尿**。用于血热吐血，衄血，尿血，热病烦渴，肺热咳嗽，胃热呕吐，湿热黄疸，水肿尿少，热淋涩痛。

　　而尿道炎在中医里是怎么解释的呢？中医里的解释为湿热下注，蕴于膀胱所致。膀胱湿热，气化不利，则会出现尿频尿急、排尿涩痛、淋漓不畅，甚至出现癃闭不通，小腹急痛。

　　又因为湿热蕴蒸，还会出现尿色浑赤的现象，同时伴有口燥咽干，舌苔黄腻的症状。

　　在《太平惠民和剂局方》里记载着一个方子，就是专门治疗这个病的——八正散。它主治热淋，功效为清热泻火，利水通淋。

八正散：

组方：车前子、瞿麦、萹蓄、滑石、山栀子仁、炙甘草、木通、大黄（煨）各9克，加入一把灯心草，水煎服（方剂来自《太平惠民和剂局方》，剂量仅供参考，请在中医指导下用药）。

方中滑石清热利湿，利水通淋；木通上清心火，下利湿热，使湿热之邪从小便而去。萹蓄、瞿麦、车前子均为清热利水通淋的要药，煎煮时加入灯芯草更增药力。这个方子都是寒凉降泻之品，泻火与利湿共治，利尿与通腑并行。

如果尿道炎不严重，确实可以只用白茅根，这个效果已经很好了。但如果尿道炎很严重，经常反复，建议用八正散彻底治疗一下。**急性膀胱炎有上述症状的，也可以辨证使用，中医治病不听病名，只辨症状。**

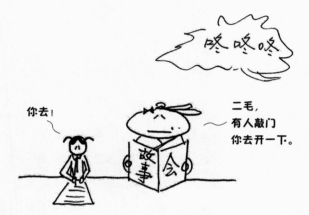

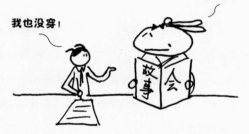

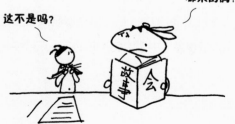

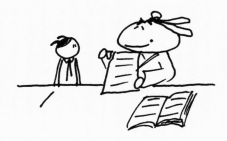

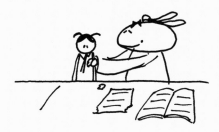

好了，胸罩戴好了，去开门吧！

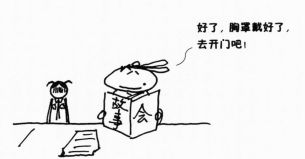

兔子，我们单位这次副科长选拔，
又没有我，已经是第八次了……

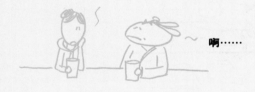

啊……

①

所以我最近干什么都没劲儿，
心情低落，睡不好，吃不下……

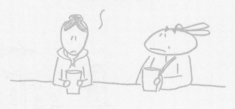

②

你说，我是不是得了什么病啦？

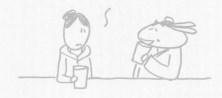

③

哈哈，你得的这是
"副科病"啊……

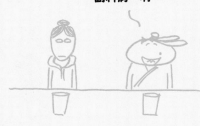

④

乳腺增生
摸摸就能治好了

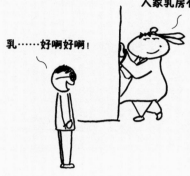

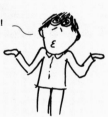

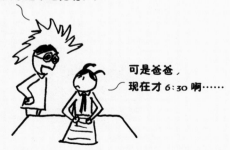

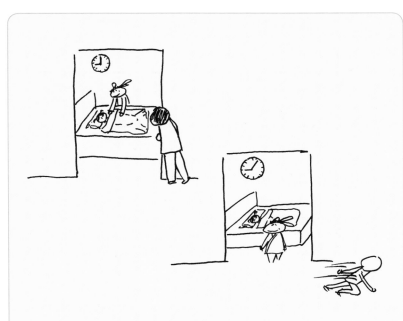

我就一直觉得中医按摩最靠谱，
绿色、环保、无副作用。

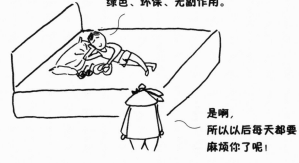

是啊，
所以以后每天都要
麻烦你了呢！

啊？每天？……
可以可以，
完全可以……

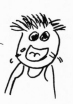

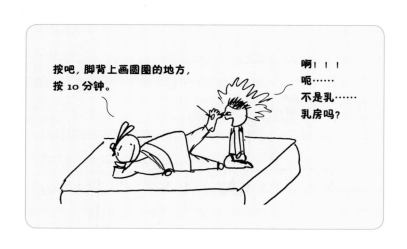

对啊，是乳房啊，乳房在脚背上的反射区嘛，我又没有说错！

脚丫子在中医里，是一个人体全息反射区。在脚上，五脏六腑什么都有，按照全息反射理论，也就是身体的疾病都可以从脚论治。下面这张图是杨奕奶奶写的《手到病自除》这本书里的，她介绍在足背第三个脚趾和第四个脚趾中间这块区域（如下图），就是乳房和胸的反射区。

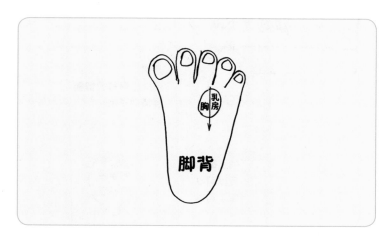

如果有乳腺增生或者乳房硬块、肿块，按摩这个区域，就会感觉到明显的疼痛。这时，就按照图中黑色箭头所示的方向，从脚趾往脚脖子轻轻推按这个部位，每天 5 ～ 10 分钟。有些乳腺增生比较严重的人，在这里可以摸到小小的颗粒或者结节。等什么时候推按这个地方，感觉皮下光滑，没有疼痛的时候，上面的乳房问题就已经治好了。

杨奕奶奶在书里用了一个特别好的比喻，就是脚部反射区好像是楼下的门铃，按了以后上面房间里的门铃就响了，它们是连通着的。把下面的反射区按摩好了，上面的病症也就会随之消失。

那么这个方法到底灵不灵呢？我生完孩子以后，由于当时喂奶时乳腺不通，发炎了好多次，所以后来就一直有很严重的乳腺增生问题，乳房下面总是有一个大大的硬块。2012 年体检的时候，医生一定要我吃药。当时我还没怎么好好学中医，但是家里刚好有这本书，就拿出来按照上面的方法，推按了一下，结果果然很疼。

于是我抱着试试看的心态坚持按摩了一个月……然后，然后脚丫子那个反射区就不再有任何疼痛感了，乳房里的硬块，也居然就这么无声无息地没了……

直到现在，4 年过去了，再没有长过。

那在中医里，到底什么是乳腺增生呢？参看一下肝经的循行图（参见本书 134 页《足厥阴肝经穴》图）。

肝经从胃两侧向上穿过膈肌，分布于胁肋部，经过乳房。中医认为乳房为胃所主，乳头为肝所主（《中医藏象学》）。**胃病和肝病都有可能会引起乳房的病症。**

陈实功《外科正宗·乳痈论》："夫乳痈者……有忧郁伤肝，肝气滞而结肿……"清，祁坤《外科大成·分治部上（痈疽）胸部》："生于乳房，红肿热痛者为痈，坚硬木痛者为疽。由肝气郁结，胃热壅滞而成也。"

肝木克脾土，脾胃同气。所以肝气郁结必然会导致脾胃功能发生问题，最常见的就是生气后会吃不下饭，没有胃口。所以《中医藏象学》里说："与肝有关的乳房疾病，主要是由七情内伤、肝郁气滞所致。"但是其他如肝郁脾虚、气滞血瘀、乳汁积滞等也都可导致乳房疾病。

男子也会发生乳痈，其原因大多为**肝肾阴虚、虚火内灼**，或有痰瘀**阻于乳络**。

所以无论男女，要想有个"中国好 nainai"，都是很不容易的。

如果是肝气郁结导致的经前乳房胀痛，可以用中成药"逍遥散"，疏肝理气。而我试过的最简单有效无反复的办法，就是上面的脚背反射区按摩法了。中医有很多简单的法子治大病，有此问题的朋友还等什么，赶紧脱鞋吧！

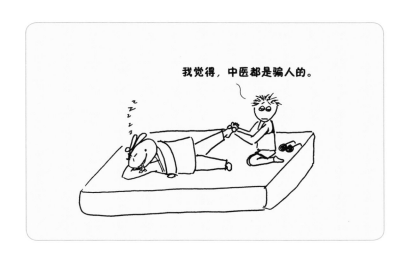

宫颈糜烂是因为性生活过多？

我们都呵呵了

　　几年前单位体检，我身强力壮地去了，觉得除了神经病我什么毛病都没有。可是结果出来后我很意外……

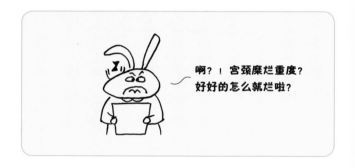

　　因为之前没有接触过这种病，不知道重度的确切含义，所以还是求教了百度。

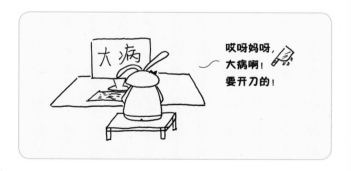

当时学中医不久，查了书，中医古书里没有"宫颈糜烂"这个名词，但是有带下病之类的，原因是湿热下注。

因为那会儿初学中医，对自己还没信心，所以最后决定到本市最大的中医院彻底检查一下。挂号排队就诊，等了两个半小时。然后坐下来，那个医生直接问我："什么病？"

我："宫颈糜烂……"

医："什么程度？"

我本来想说，你猜？结果想想气氛不太合适，于是老老实实地说："重度。"

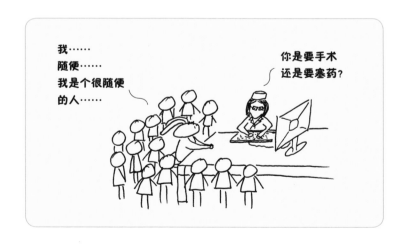

她甚至没有再检查一下。就等于我去看病，我得告诉她我是什么病，然后她做出的诊疗措施，也要让我做选择题……

我最后选择塞药，于是她草草地给我开了两盒某牌的栓塞。

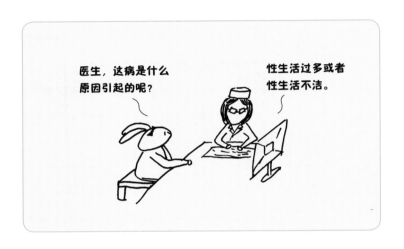

我以为作为中医她会说湿热下注，或者肝气郁结啊之类的名词，结果她说"性生活过多或不洁"！

当时连病人带家属，挤得满满一屋子的人……我就不懂，为什么都是排号的，大家看病就不能坐在走廊里等，非要挤在医生办公室里听每一个病人讲述病情？

当她说完那么震撼人心的话后，整个屋子里的男男女女都发出了统一的"哦"……

我当时想，我脸上应该是什么表情，才能配得上如此意味深长的"哦"？

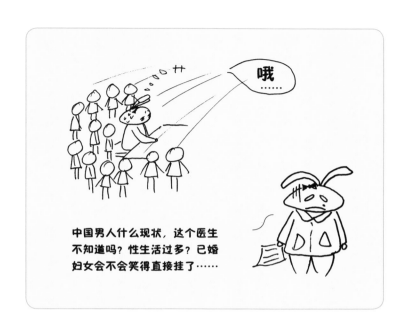

听到不洁，我笑了。每次爱爱前就差用84消毒了，还要怎么清洁？

回家以后我把她开的栓塞直接扔了，决定自己给自己治。虽然初学中医，但是治疗方向是有的，湿热下注肯定没错，就是考虑应该用什么方法除湿热。

我想起了之前在《方剂学》里看到的"二妙丸"。

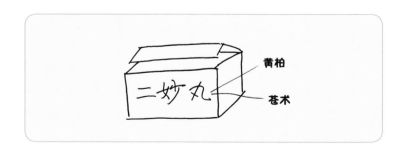

我查了一下二妙丸的组方，就两味：黄柏和苍术。黄柏性寒，入肝和脾经，泄湿清热。苍术入脾经、胃经，燥土利水，行瘀开郁。

这个方子记载在《丹溪心法》中，专门治疗湿热下注证。

我担心仅用这一种药力度还不够，所以我自己又加了艾灸肚脐。肚脐就是神阙穴，属土，艾灸也是燥土祛湿的好办法，而且直接滋补中气。

于是我在吃药的同时，坚持艾灸了两个月，每天半个小时（艾灸不适合每一个人，阴虚和热性体质的人慎用，孕妇慎用）。

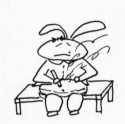

那年我女儿6岁，她看到我艾灸，居然惊问："妈咪，你是不是在自焚？……"

呃……自焚……

后来呢？后来我就好了。停药后两个月我去做了检查，一切正常，糜烂已经完全没有了。为什么要等两个月后呢？是因为我要给身体一个自我修复的过程。

在我治好自己之后，我的一个朋友也在体检中被查出了宫颈糜烂，也是重度（现在有这个问题的女人实在不少）。当时她的医生建议她立刻开刀。

我转述了医生对我病因的解释。她笑了：

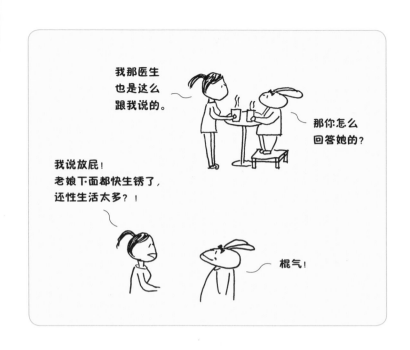

当然，我朋友没有立刻去手术，因为她也觉得那个医生的解答非常不靠谱，于是她就想拖一拖。当时是深秋，她说等过完年再去开刀吧。

过了两天她又来找我。

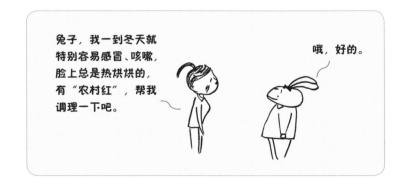

她认为我治宫颈糜烂这样的大病不行，但是治疗预防感冒这类的小病还是可以的。

她说了她的基本症状。

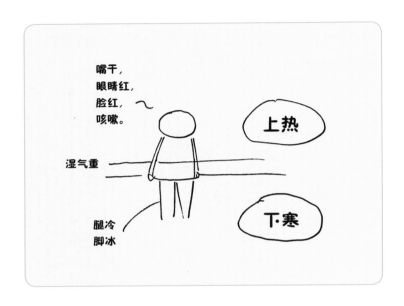

看过舌苔，也确定是湿气重。

所以我就用了清朝名医黄元御用在一个医案里的方子：

茯苓9克、甘草6克、半夏9克、丹皮9克、干姜6克、牡蛎9克、桂枝9克、白芍9克（原方无剂量，请在医生指导下用药）。

黄元御先生认为，身体的大部分问题都是身体的圆圈转动不好导致的，而脾湿是百病之源。因此他在治疗疾病时首先想到的就是除湿。湿气一除，脾气上升，胃气下降，身体的圆圈开始正常运转，很多症状就会随之消失了。

我让我的朋友吃了10服这个方子，结果那个冬天，她的身体状况一直很好，上面的症状都消失了，她也觉得特别有精神。

然后就这样，到了第二年的春天，她完全忘记了要去做宫颈糜烂手术这件事情，因为她已经没有了任何症状。直到再次体检的时候，她才惊讶地发现，她的宫颈糜烂竟然已经完全好了！

在此我要特别申明的是，不是那个药方治宫颈糜烂，更不是我治好了她，而是她的身体自愈了她的妇科疾病。其实妇科疾病只是症状而已，关键是她的体质问题。

我用药调理了她身体的圆圈，圆圈自己转动起来后，就开始疗愈她的各种问题。身体是非常智慧的，而且自愈能力很强，我们需要做的就是调理体质和身体的圆圈，等身体的各项机能恢复正常时，那些作为外在表现的症状，当然就会消失了。

中医里称子宫肌瘤为"癥瘕","癥"的意思是血的积块儿，特点是固定部位的疼痛；"瘕"的意思是气的积块儿，特点是不固定部位的疼痛（窜痛）。两个在一起，就是一个气血团儿。

黄元御在《四圣心源》中，把"癥瘕"称为"积聚"。"积聚，气血之凝瘀也。"

黄老师认为：肝藏血，肺司气，气血的流通，依赖于肝和肺的功能正常。而肝随脾升，肺随胃降，气血不通，一定是脾胃的升降出现了问题，导致气血不畅。

人体正常的运行圆圈应该是这样的：

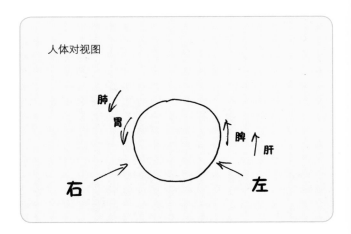

人体对视图

当脾胃的升降出现问题后，圆圈就成这样了：

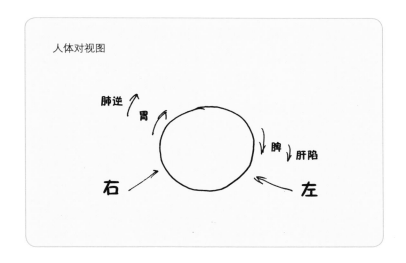

该升的不升，该降的不降。结果直接导致了火在上面下不来，水在下面上不去——"上热下寒"。

而这些追本溯源，就是脾胃失调的问题。"而溯其原本，总原于土。己土不升，则木陷而血积；戊土不降，则金逆而气聚。中气健运而金木旋转，积聚不生，癥瘕弗病也。"意思就是脾气不升，则会导致肝气郁结下陷，出现积血。胃气不降，肺气上逆，就会出现气积。只有中气健康运转，才可以使积聚不生，气血调和。

　　黄老师还说，气血同行。气积就一定会出现血积，血积就一定伴随着气积，气血是不相分离的。

　　所以我们回到子宫肌瘤这个问题上，其实就是身体的气血出现积聚后在子宫上的反映。子宫本身就是气血比较充沛的地方，如果气机不畅，瘀血就多半会先出现在这里。就好像堵车都是发生在车流量最大的地方，此时只要有一辆车停下，后面就会造成严重堵路。子宫的气血也是一样，本来这里有经血，血量很大，只要稍有瘀塞，就会集聚为瘤。

　　而如果只是单纯地对肌瘤进行割除，其实并没有消除病机——这就是很多人子宫肌瘤会反复生长的根本原因。病根不除，环境依旧，肌瘤就会像细菌一样不停地繁殖，切除再长，反反复复，直到不得不切除子宫。

　　所以**子宫肌瘤并不是子宫生病了，而是身体气血积聚后在子宫上的表现**。现代中医在治疗子宫肌瘤时经常会使用"桂枝茯苓丸"或"逍遥散"，它们都是以活血化瘀、益气健脾、疏肝解郁为思路的方药，不但可以有效控制和缩小子宫肌瘤，还可以从根本上改善体质，消除肌瘤再次生长的病机。

　　下面我介绍一个著名老中医赵绍琴先生治疗子宫肌瘤的医案，供大家参考。

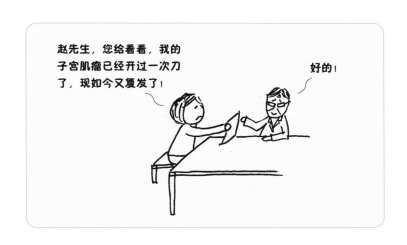

赵老接过单子一看，子宫上大大小小好几个肌瘤。最大的一颗竟然有7.9厘米了（西医一般认为大于5厘米就可以酌情手术）。

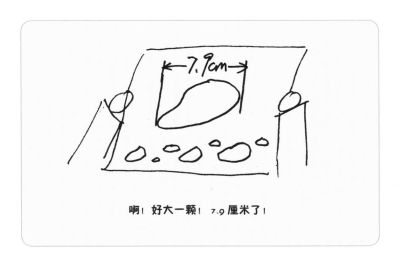

啊！好大一颗！7.9厘米了！

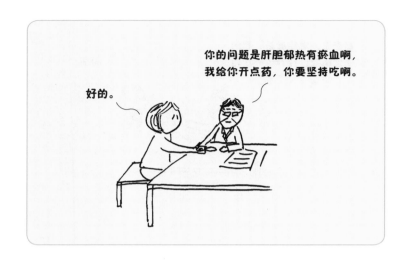

赵老就开了一些疏肝理气、清热化瘀的药，然后按照这个思路，每次略做调整，半年以后……

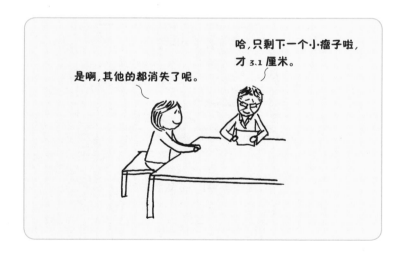

由于此时病人已经服药半年了，可以不用再清热，赵老就用黄芪和活血化瘀的药配伍，思路改为益气活血。然后又一个半年过去了……

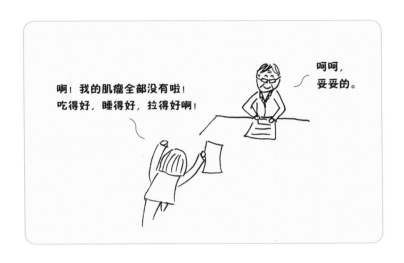

病人之前所有的肌瘤全部消失了，而且身体被调养得非常好，整个人看上去都棒棒的。

赵老总结：像肌瘤这样的实质性瘤体消除需要一段时间，病人一定要耐心用药配合。**基本治疗思路就是益气、活血、化瘀。**

所以如果已经有子宫肌瘤的病人，找不到像赵老这样的名医诊治的话，可以先手术摘取肌瘤，以防病变。但之后一定要用中药改善和调理体质，否则肌瘤复发是迟早的事情。我们学习中医可以明白病机病理，但不排斥西医手段救治急症。

中医可以祛除病根，防治未病，中医不是养生，是让你不生病。

小明，今天的课你都听懂了吧？

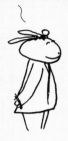

并没有……

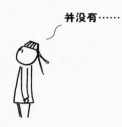

唉，始终改不了
女人脆弱的本质……

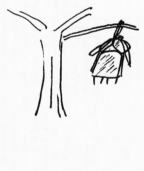

我什么都好，
就是性格不好。

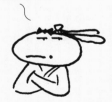

生二胎是力气活，
你的气够用吗？

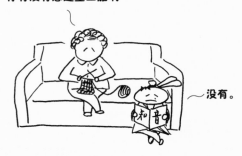

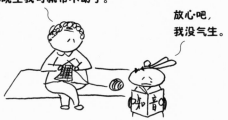

以前和街坊邻居见面，都问："吃了吗？"自国家开放二胎政策后全改成："生二胎吗？"如果回答不生，人家还不依不饶地问："为什么不生啊？你们家又不是养不起……"

哎，拜托，生孩子是力气活好吧！像我这样平时活得上气不接下气的人，这点儿气勉强够生活自理了，哪儿还有气生孩子！

生孩子要气吗？当然了。从怀孕开始就要。为什么呢？因为胎儿的形成必须具备两个外界条件，也就是母体条件：气和血。

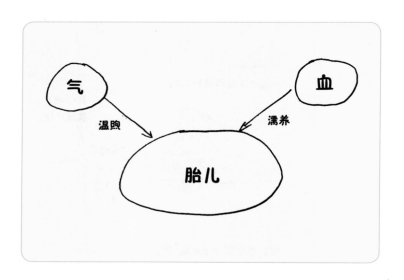

气就像一个温室，给胎儿最好的孕育环境，血就像是养料，供养胎儿形成，生长，缺一不可。

否则，就算卵子和精子都能正常排出，千辛万苦地见了面，也是绝恋。

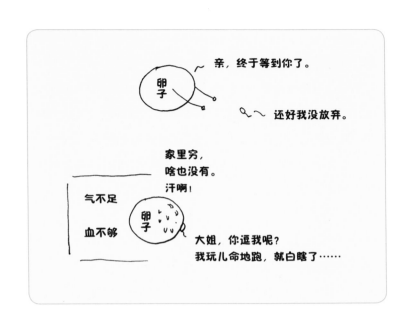

要是气血充足呢？两人见面就立刻干柴烈火了。

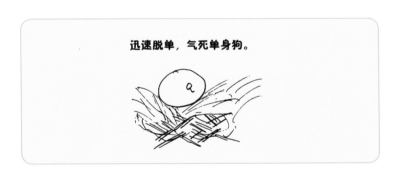

所以家庭条件还是很重要的，贫贱夫妻百事哀，要不就算是精子身体好，和卵子见了面，也没有用了。

讲这些，就为了说明，**中气不足的女人怀孕都很困难，所以想要顺利怀孕，先要把气补上。**

气不足，即使怀上了，孕育起来也很困难，会得很多妊娠病。"妊娠所以多病者，土湿而木燥也"（黄元御《金匮悬解》），意思就是，妊娠的时候之所以会得病，都是因为脾湿和肝气不舒。

那这是怎么形成的呢？说到底，还是脾气不足，气虚导致的。因为脾气虚了才会脾湿，脾湿后身体的圆圈转不动了，或者逆转了，就会导致很多病症。

因此，真不是每个人都适合生二胎的。随着年龄的增长，女性到了 35 岁就达到了身体发育的顶峰，之后就开始走下坡路了（《黄帝内经》："女子五七，阳明脉衰，面始焦，发始堕。"）。此时的气血本来就在衰退，已经不那么适合孕育新生命了。

有人说，我们的祖辈，一生生一堆孩子，不都活得好好的吗？对啊，人家是从什么年龄开始生的啊？以一个 22 岁开始生小孩儿的女人来说，就算是每三年生一个，生到第 5 个，也不过才 34 岁而已。

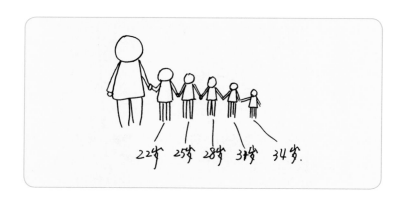

所以不要光看别人生孩子的数量，要看别人分娩的年龄。气血足的女人，生出的小孩儿才能健康，因为肾精一部分源于父母。

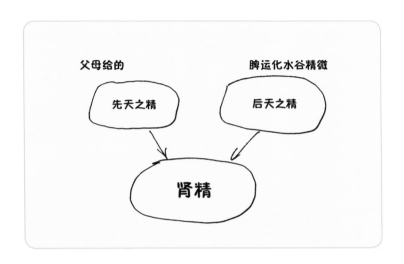

我常常看到有些夫妻，人到中年，自己的身体本来就很不好，脸色蜡黄，没什么精神，却还打算要二胎，我实在觉得是对自己和孩子的不负责任。

随着父母精血的质量变差，孩子的先天也会很弱，我们可以看看周围的亲戚朋友，是不是家中的兄弟姐妹都是按着年龄顺序死去的？其实不是，对不对？很多家庭，反而是最小的弟弟或者妹妹还没怎么老就先走了。就是因为他们出生时父母的年龄已经比较大了，先天很弱。

我现在遇到最多的产妇问题，大多都是二胎的妈妈，她们普遍有个现象，就是生完二胎后，身体突然出现了很多状况。最明显的感觉就是容易疲惫，身体抵抗力差，睡眠糟糕，很容易生病。

圆圈基本都转反了，该降的反升，该升的反降。对照一下，这些都是气虚的症状。

所以，从怀上到孕育，再到分娩，产妇最需要的不是钱和闲（当然，没有这两样也很惨），是中气！气不足，血的循环也会出问题，因此会出现很多与气血有关的病症。

另外，从外貌上来看，气虚的人还会有以下表现：

脾虚：脸色蜡黄、无光泽、黄褐斑。
肾虚：脱发、白发、牙齿松动。
肺虚：皮肤病、多汗、失眠。

如果你是一个超过 35 岁才生二胎的妈妈，你中枪了吗？

当然，如果头胎是高龄，结局也是一样的。

所以生不生二胎，千万不要跟风，也不能随便因为婆婆妈妈们的几句劝导就贸然行动。这是你的生命和另一个生命的质量问题，弄得不好就会两败俱伤。二胎，绝对是个力气活，你得对自己有个客观的评价。

"故产后之病，切以中气为主。"（黄元御《金匮悬解》）这句话是什么意思呢？就是万一你不幸有了上述的气虚症状，切记以滋养脾胃为主。在哺乳期，本人建议把小米粥熬得稀稀的代水喝，多吃南瓜、红薯和大枣。过了哺乳期，就建议适度服用补中益气丸。

另外推荐一个方子"玉屏风散"。它的组方是黄芪、白术、防风。黄芪补中益气，白术健脾利水，防风祛风解表。这个药方像是给体虚的人建起一道屏障，阻挡外界的风寒，适用于气虚、多汗，特别容易伤风感冒的人。这个有中成药，药店一般都有售，吃上一个月，因为中成药大多药性缓，对于刚刚生完孩子，抵抗力很差的产妇来说，可以有效地调理一下体质。

这世上有很多事情，没有绝对的对与错，更没有该与不该。每个人都有自己的情况，不能一概而论。所以如果你确定要当高龄产妇，就好好调理身体，为你和宝宝打好坚实的身体基础，补足气血，这是未来幸福的保障。

所有的高龄妈妈都不容易，她们付出的绝不只是精力和时间，还有很难弥补的气血。爸爸们一炮而红后，还请多体谅老婆，因为孕育孩子实在没有你们想象的那么简单。大概这世上唯一能让虚弱的妈妈们尽快恢复的，就是爱。

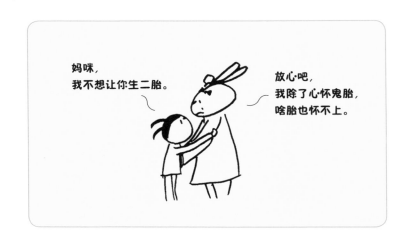

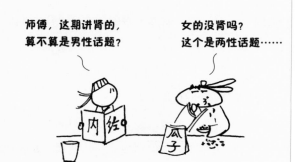

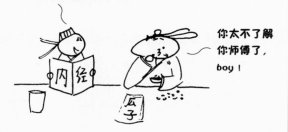

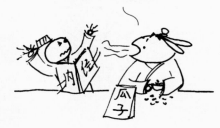

前面我们说了生二胎是力气活，讲到了孩子的先天就来自父母的肾精。下面我们就好好聊聊肾精的问题。

肾，藏先天之精，主生殖，为人体生命本源，所以被称为"先天之本"。肾的主要机能是藏精，主水，主纳气。

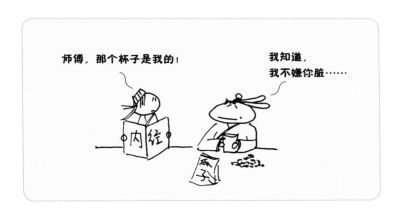

肾精分为"先天之精"和"后天之精"，先天之精全部来自老爹老妈，而后天之精源于脾胃的水谷精微的生化。

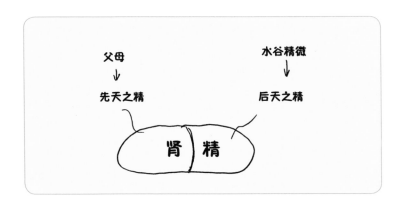

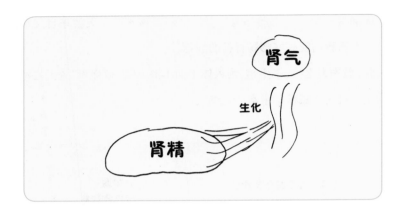

肾精闭藏于肾，其中一部分在生殖机能成熟时，化为生殖之精，有节制地疏泄。但是这种生殖之精的疏泄，不仅仅取决于肾，还取决于肝，是肝肾相互协调的结果。

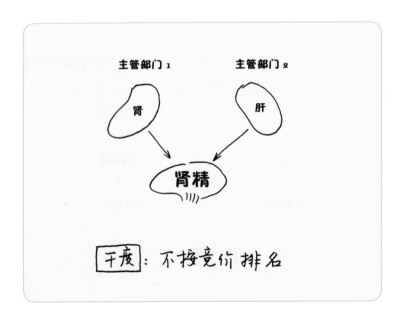

所以在治疗生殖问题的时候，别总盯着肾了，肝也很重要，甚至是非常重要啊。可以去看一下，治疗阳痿早泄的中药里都有调肝的药，同样，女子例假不正常的主要原因，也是要从肝论治。

《素问·上古天真论》："女子……二七而天癸至，任脉通，太冲脉盛，月事以时下，故有子……丈夫……二八，肾气盛，天癸至，精气溢泻，阴阳和，故能有子……"女人七年为一个周期，男人八年为一个周期。所以这句话的意思是，女孩儿到了 14 岁，天癸就有啦，就能怀孕生孩子了。男人到了 16 岁，天癸有了，就具备生孩子的硬件了。

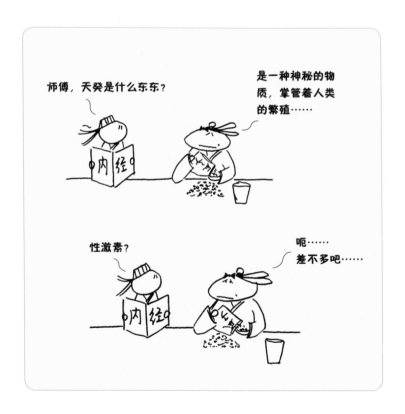

天癸，是肾精和肾气充盈到一定程度而产生的精微物质，它可以促进人体生殖器官的发育和维持生殖机能。《素问·上古天真论》："女子……七七，任脉虚，太冲脉衰少，天癸竭，地道不通，故形坏而无子也。丈夫……七八，肝气衰，筋不能动，天癸竭，精少，肾藏衰，形体皆极……"

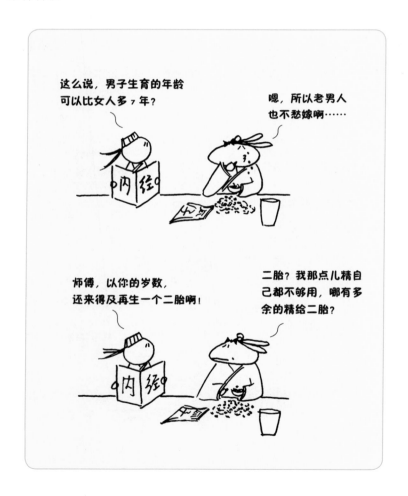

男女在青年期,肾精和肾气隆盛,骨骼不断发育成长,女子到21岁,男子到24岁,才开始慢慢停止发育,所以这时候结婚生子,那孩子的质量真是杠杠的。尤其是年轻妈妈的身体和身材恢复得也很快,毕竟还在青年期,还在往最壮盛的状态生长。

男女到了壮年期,也就是女子在35岁之前,男子在40岁之前,肾精和肾气充盛至极,筋骨强健,头发黑亮,身体壮实,精力充沛。这个阶段要孩子还不错,至少父母的精气都很充足,就算中年妈妈的身材恢复得没那么快了,可是至少伤害也不大。

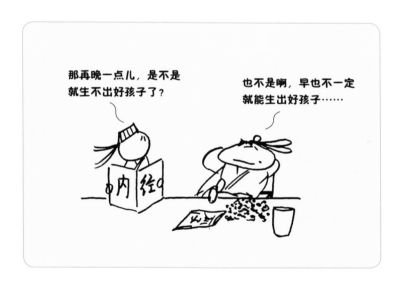

如果父母身体不太好,自己本身肾精和肾气不足,不管在哪个阶段生出的孩子,都会出现不同程度的发育不良。比如出现"五迟"和"五软"。

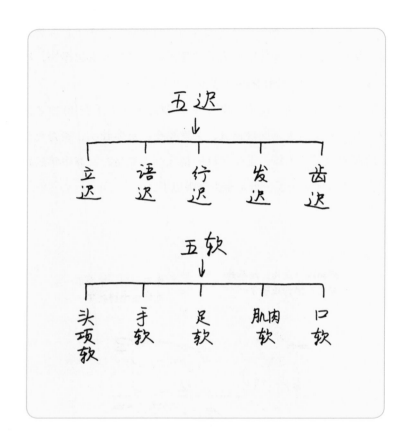

　　所以想要生孩子的朋友，还是先做好自己身体的准备。现在大多数的家庭都只有一个到两个孩子，保证"出厂质量"是关键。尤其是爸爸们，别动不动一边喝着小酒，一边摸着肥圆肚皮，跟老婆说："要不咱们再要一个？"要知道，你贡献的不仅仅是那颗精子，还有孩子的先天之精。自己的那点儿肾精都快成酒精了，拿什么给孩子用呢？

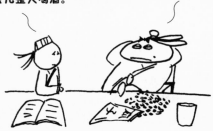

也是醉了！

06

大概每个女人这辈子都会遇到一次阴道炎这样的疾病吧。到医院去，医生给的统一答复一般都是这样的：

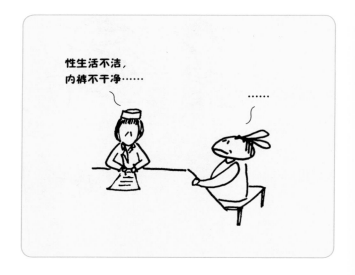

从那以后，姐妹们的裤衩洗完都要用开水烫一遍，就差用蒸锅蒸了。

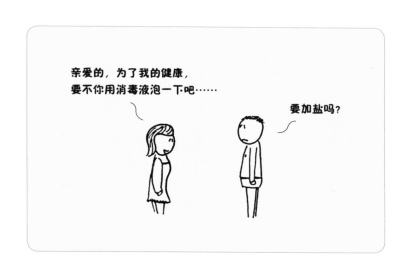

可是这倒霉的阴道炎如影随形，还是会犯啊，犯啊！想当年我也得过这病的，那时候总觉得到处都是细菌，穿着厚厚的牛仔裤，却连公交车上的椅子也不敢坐啊，到公共泳池游泳？除非是这样吧……

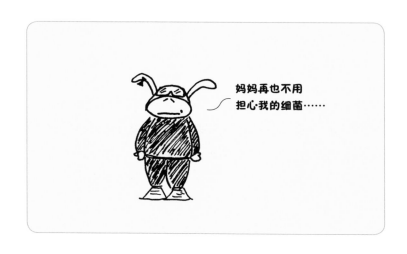

可是学了中医以后我才知道，这种被解读成细菌感染的病，**其实就是湿热下注而已啊。**

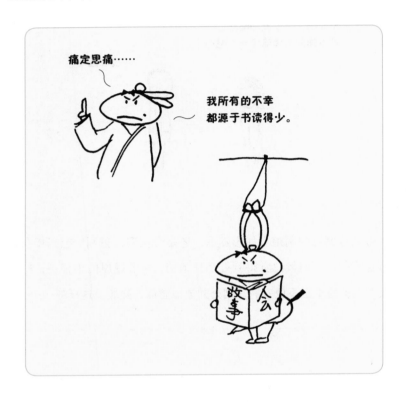

因为前后阴也是身体的窍孔。当身体下焦有湿后，身体会很自然地寻找窍孔来排出湿气。所以这是很正常的症状，不是什么倒霉细菌的感染啊。西医之所以能查出菌群，是因为湿气过重，会滋养出各类细菌而已，主要条件不允许，否则生出蘑菇也是有可能的吧……（我又露出了蒙娜丽莎的微笑）

阴道痒、阴囊瘙痒这类的，推荐用二妙丸（使用前请仔细阅读说明书或在医生指导下用药）。

二妙丸，中成药。成分是：苍术、黄柏。用于湿热下注，足膝红肿热痛，下肢丹毒，白带，阴囊湿痒。

苍术入脾、胃、肝经，有燥湿健脾，祛风散寒之效。黄柏入肾、膀胱经，有清热燥湿，泻火除蒸，解毒疗疮的功效，用于湿热泻痢，黄疸尿赤，带下阴痒，热淋涩痛，脚气痿躄，骨蒸劳热，盗汗，遗精，疮疡肿毒，湿疹湿疮。

《傅青主女科》中易黄汤：黄柏、山药、车前子、芡实、白果。治下焦湿热，带下黄浊。

由此可见，在治疗阴道炎时，二妙丸中起主要作用的成分就是黄柏，它是治疗带下病的要药。苍术主要负责祛湿。

但是二妙丸苦寒，因此不建议脾胃虚寒的人服用。如果确有需要，也要病好即止。切不可长期当作保健品服用。

中医里认为阴道炎只是体质的问题，不是什么细菌感染。治疗时也是从体质入手，所以可以除根儿，而且不会反复发作。尤其在天气湿热的夏天，犯阴道炎的朋友会有很多，还是从调理体质入手吧，别再为难我们的小裤衩了。

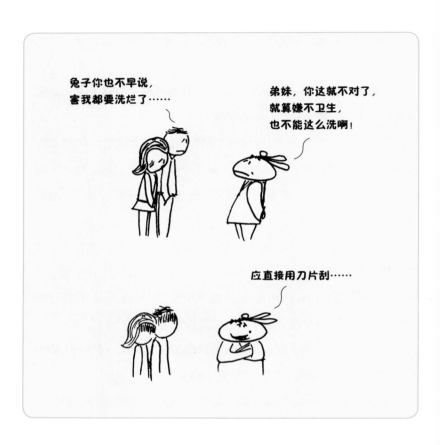

我又调皮哪……

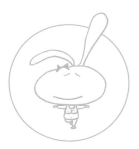

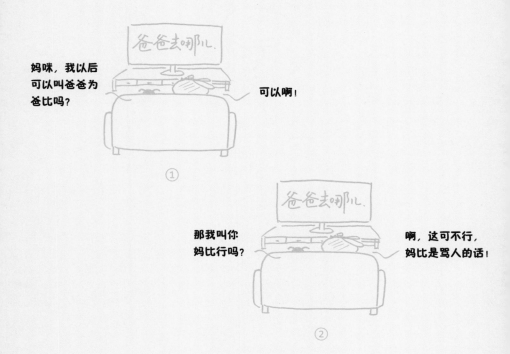

第四章

父母是孩子
最好的医生

那你姓戴，
我叫你戴比好了……

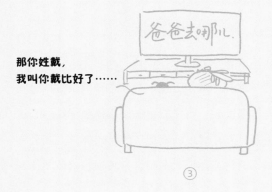

③

所有的孩子，
都是老天爷派来收拾我们的，
无一例外！

小朋友感冒发烧是最常见的，有的孩子甚至是"每个月总有那么几天"。小儿是这世上最烦人的动物，作为"饲养员"，我表示深受其苦。所以下面给大家介绍一款比较常用的小儿感冒咳嗽药。

药品名 儿感清口服液

组方 紫苏叶、荆芥穗、薄荷、黄芩、桔梗、化橘红、法半夏、甘草。

功效主治 解表清热，宜肺化痰。

我给大家解释一下这个"解表"的意思。在我们身体的表层有一种气，叫作卫气。卫气是专门负责开合毛孔，调节身体温度的。当我们运动以后体温增高时，卫气就会把毛孔打开，通过汗液把热气排出体外。当外界空气寒冷时，卫气又会把毛孔闭合，来保护机体不受到外邪的侵犯。

感冒，就是身体不小心受到了寒邪的侵袭，此时卫气因为本能作用，立即把毛孔闭合了，以防止更多的寒邪来犯。可是，这时候已经进入身体的寒邪就没有了外散的通路，这就是所谓的"表寒未解"。因此，我们在治疗感冒时，首先要"解表"，就是把毛孔打开，给寒邪一个出路，让它从哪里来的，再从哪里出去。

紫苏叶、荆芥性味辛温，都是解表散寒、祛风的常用药物，它们可以把毛孔打开，给寒邪或者风邪一条出路。薄荷辛凉，疏风散热；黄芩清热除烦；桔梗降肺止咳；化橘红化痰止咳；法半夏降胃气、止呕逆；甘草清咽利喉同时又补中气。

这种药可以用于小儿外感风寒证，症见：**发烧，怕冷怕风，鼻塞流涕，咳嗽有痰，咽喉肿痛，口渴。**

（注意事项）

1. 服药 3 天症状无改善或服药期间症状加重者，应及时就医。

2. 忌食辛辣、生冷、油腻食物。

3. 如有少量沉淀，可摇匀后服用。

4. 本品性状发生改变时禁止使用。

5. 如正在使用其他药品，使用本品前请咨询医师或药师。

（温馨提示）

孩子发烧时的用药，可以少量而频服。每隔 2 个小时用药一次，等到烧退或者症状明显减轻时，再按剂量服用或者停用。其间多喝浓米汤以养胃气、滋补津液。

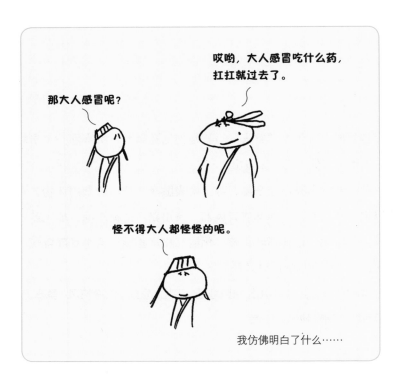

大人感冒也是一样啊，参照以上药物的组方，拿到药店对照，差不多就可以用了。**中药并没有什么大人、小孩儿之分，男女之分，药性都是归经的，只要对症都可以用。**只不过儿童用药，相对来说，药性比较轻罢了。

另外用葱白带须 5 根，淡豆豉 20 克，煮水喝，在治疗风寒感冒初期时效果也很好，这就是传说中的"葱豉汤"。

最应该看此文的是各位宝宝的爸爸，下次妈妈不在家时，别拎着孩子就奔医院挂水啦，很多中成药都是很好的药，家里备一些真的很有用。

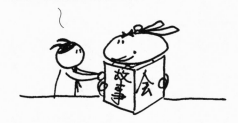

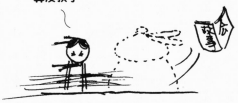

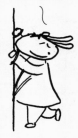

小·米爸，
听说······
你找我?

兔子快帮我，
小·米咳嗽得特别厉害，
一阵一阵的，吓死我了······

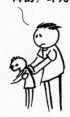

别担心，
我来把个脉。

可是，
这是我的手······

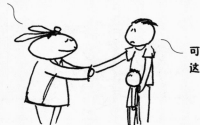

哦，不好意思，
走肾了，哦不，走神了······

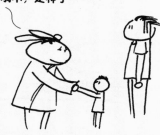

这种咳嗽在中医里叫作"顿咳"，就是指痉挛性咳嗽，表现为剧烈性阵咳，咳嗽一声连着一声，一阵咳嗽可十几声到几十声持续很长时间，咳时面、颈部憋得通红，呼吸受到影响，咳嗽暂停后常需深吸气，剧烈的咳嗽常引起声门痉挛，发出类似鸡叫的声音，持续剧烈的咳嗽常引起干呕，咳嗽一阵后稍安静一段时间，又开始咳嗽。可引起儿童舌系带溃疡，眼结膜下出血，严重的可因咳嗽时腹压增高而引起脐疝、腹股沟疝和脱肛。

这种咳嗽在小儿中非常多见，大多数是由痰浊阻肺引起的。伴随着咳嗽，还有其他常见的症状，如咳嗽时有痰鸣音，呼吸急促，痰多黏稠，难以咳出，或见咽喉肿痛，伴有呕吐，面红，烦躁不宁，大便干燥，小便色深。

对于此类咳嗽，治法则应为：宣肺、化痰、止咳。此时可以选用的中成药方为鹭鸶咯丸。

【 药 品 名 】**鹭鸶咯丸（处方药）**

【 组 方 】麻黄、苦杏仁、石膏、甘草、细辛、炒紫苏子、炒芥子、炒牛蒡子、瓜蒌皮、射干、青黛、蛤壳、天花粉、栀子（姜炙）、人工牛黄。

【功效主治】宣肺、化痰、止咳。用于痰浊阻肺所致的咳嗽，症见咳嗽阵作、痰鸣气促、咽干声哑；百日咳见上述证候者。

另外，此药为处方药，购买前务必咨询医生，须凭医生处方购买。

【注意事项】

1. 体虚久咳者慎用。

2. 服药期间饮食宜清淡，避免接触异味、烟尘，忌食辛辣等刺激性食物。

3. 服药后病情未见好转，出现惊厥、窒息者，应及时采取相应急救措施。

4. 本品含有细辛，不宜长期过量服用。

5. 百日咳患儿应及时隔离治疗。

那如果只是咳嗽痰多，还有什么办法祛痰呢？可以用二陈丸。

[药 品 名] **二陈丸**

[组 方] 陈皮、半夏、茯苓、甘草。

[功 效] 燥湿化痰，理气和胃。

[主 治] 痰湿停滞导致的咳嗽痰多，胸脘胀闷，恶心呕吐。

药方中半夏辛温性燥，燥湿化痰，降逆止呕；陈皮辛苦性温，燥湿化痰，理气和中；茯苓甘平而淡，甘能健脾和中，淡能利水渗湿，断其源，竭其流，则湿无所聚；甘草助茯苓健脾和中，兼制半夏之毒，调和诸药。

这种药为治燥湿化痰的专方，大人、小孩儿都可以使用。请在医生指导下用药。

小柴胡是种神奇的药，前面我们已经讲过它强大的功效了，里面有一条就是可以和双黄连配合在一起预防和治疗手足口病，这是什么道理呢？我们先来看看手足口病发病的地方：手、足、口。

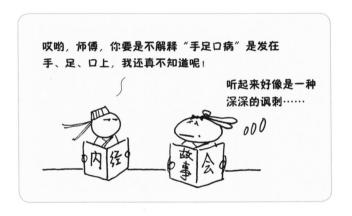

看看肝经的循行路线图（参见本书 134 页《足厥阴肝经穴》图）。

肝经的全名叫作"足厥阴肝经"，它起自脚丫子。此经脉一分支从目系分出，下行于颊里，环绕在口唇的里边。

所以在手、足、口这三项里，肝经占了两项。

再看手厥阴心包经的循行路线图：

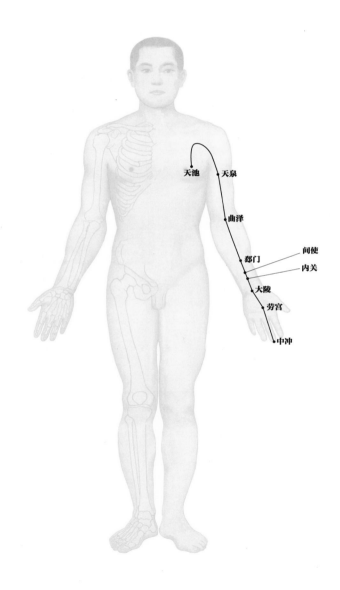

天池　天泉

曲泽

郄门　　　间使

　　　内关

大陵

劳宫

中冲

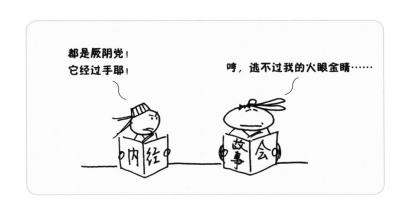

对啊，手厥阴心包经经过手掌。所以把这些点综合起来就知道了——其实这是个厥阴经病。厥阴经有热，这种热毒想要往外透发，就会出现在各个端口。

小柴胡是和解剂，清肝胆经的热。小柴胡里的黄芩和柴胡都同时入肝胆经，清热解毒，升肝降胆，可以很好地治疗肝胆经的热证。而双黄连可以解表，里面的金银花、黄芩和连翘疏风解表，清热解毒，能很好地把热毒透出来。

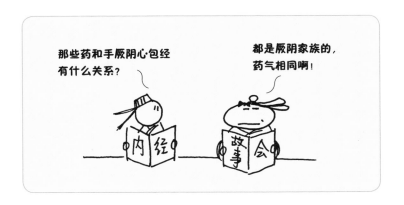

那这样说来，这个病是自身的病，为什么会传染呢？民国时期的名医彭子益先生就认为，所谓的疫病并非传染病，而是六气外邪引发的"本气自病"，这就是为什么在传染病面前，有些人会被感染而有些人则不会。

被感染的人群是因为自身有病，又被外邪诱发了而已。手足口病之所以会传染，是因为很多孩子本身体质就有问题，当六气有偏，外邪来袭的时候没有抵抗能力，就会发病。而那些体质很好，抵抗力很强的孩子，即使感受了外邪，也被自身正气驱逐出去，所谓"正气存内，邪不可干"。

小柴胡颗粒＋双黄连口服液，这两种药物的配搭，在手足口病发病初期效果非常不错，但如果已经发展为高热不退，神志昏迷，还是请家长及时带孩子就医。因为中成药本身药效就弱，药性缓和，用量方面如果不够，或者各人对药物的吸收有差异，可能会在发病比较严重的时候效果不好。还请家长们时刻关注患儿情况，根据病情决定就医与用药。

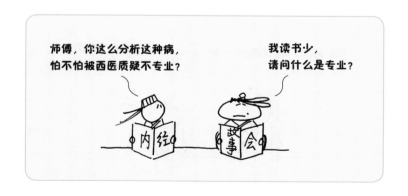

最近几年幼儿园好像特别流行这种病，因为据说有很大的传染性，所以生病的小朋友会被校方劝回家，治疗休养至少两周才行。

那现在咱们就一起来看看这个病到底是怎么回事儿吧。

用小儿按摩和小柴胡颗粒加双黄连口服液治好所谓的疱疹性咽峡炎

懒兔子你好，我是一名中医爱好者加践行者。平时一般都用按摩和艾灸给家人做保健和简单的调理，我只会分辨最简单的症状，不太弄得清舌象啊、阴虚阳虚之类的，从没敢用过药。

话说周五那天，两岁半的女儿早晨醒来，我觉得她头有点热，精神头儿不足，但也没注意，送幼儿园没一会儿，老师打电话说孩子嘴里疼，嗓子里有红点，可能是咽峡炎，让接回家。回到家孩子已经是低烧状态，一直趴着。我一看，从上牙膛到咽部都通红，好像还有不少疱，孩子没有精神，嘴张不大，没看太清楚。我一想，既然是有炎症，那就按摩消炎吧。

按照周尔晋老先生的《捏捏小手百病消》里的一篇叫《孩子体内自带消炎片》所说的方法，用火柴棒按摩手穴。这次估计是真的体内发炎，我给她按的时候用力都是很轻柔的，可一碰上穴位孩子就觉得疼，疼得哇哇哭。以前我给她按摩或者治些小毛病，她都觉得很舒服、很享受，经常主动让我给她捏手。这次给她疼得哟，我挪开一点位置孩子就不哭了，再挪回穴位立马开闸掉眼泪……疼也得按，让家人哄着给讲故事，勉强坚持每个位置按了100下左右。然后孩子就趴着迷迷糊糊地睡了大半天。下午醒来就有些精神了，但吃饭时还是喊嘴疼，光喝了点粥和奶粉。晚上早早睡了。

第二天周六，早晨醒来我看她嘴里不那么红了，但能明显看到起了不少小疱，腮上和嘴唇上也有一两个。今天继续给她按摩消炎的穴位，上午一次，下午一次，这回每个穴位坚持按了三分钟，她还是觉得很疼，但很有效，中午睡了一大觉，再醒来疱就少了很多，而且又恢复了活力，在家里跑着玩了。不过吃饭还是受影响，而且晚上睡前嘴里疱又多了些，我想可能是玩了一下午，体力消耗大，身体元气还没恢复的缘故。

第三天周日，因为精神很足，所以在阳光好的上午带她去广场玩了一个多小时，骑她的小三轮车。这回可能是热着了，体内火气又上来了，回家后又觉得嘴疼。我一看这总反复也灭不下去，就想起懒兔子发过一篇医案是治手足口病的。我想手足口病也是嘴里起疱有炎症，这个咽峡炎也是……再仔细看了看孩子的手和脚，手没什么异常，脚丫一边有一个小红点。看孩子眼睛有些红红的。结合那篇医案，这是肝经有热，孩子还说舌头疼，舌头上也开始起疱，这是心火旺。肝经、心经都循行咽部，仔细琢磨了半天，我下了好大的决心，终于在周日下午给孩子喝了一袋小柴胡颗粒，过了一会儿喝了一支双黄连口服液。

周一醒了，看嘴里好像是完全好了，眼睛也不红了，脚丫上的红点也好像萎缩了。不过，为了巩固，我还给她上午、下午分别喝了两次小柴胡+双黄连口服液。这时孩子已经能正常吃饭，大口大口的，这两天给饿得……

周二又在家观察了一天，完全正常，拉着我玩各种游戏，把我累得够呛。孩子就这样恢复了，好啦！我觉得好高兴！如果上周五去医院检查，估计就得给开头孢之类的消炎药，然后医院各种疾病多，还可能会传染上什么……

我家里也没有人能和我一起探讨，所以跟懒兔子絮叨了这么多，但这次给孩子治病真的让我挺有成就感的。这是我头一次用药，觉得自己有进步了。

先来看看疱疹性咽峡炎的症状：发热、咽喉疼痛、头痛、腹痛、无食欲、四肢疼痛。然后在孩子口腔内的咽喉上部，会出现白色的疱疹，然后很快会破溃为溃疡。

西医认为这是由病毒引起的，有传染性，但在治疗方面，也只是提倡多喝水补充津液，尽量不用药。如果发高烧，可以辅助消炎药退烧。一般病程为 4～6 日，重者可达两周，其间发烧症状会有反复。

那么对于中医来说，这种病是什么原因引起的呢？

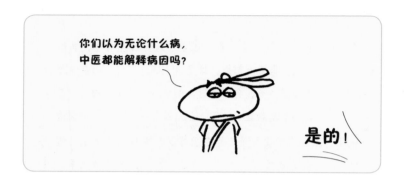

中医治病，无非就是辨证归经。之前我们讲了手足口，归经到了厥阴经上。手厥阴心包经和足厥阴肝经都有热，心包经经过手掌，因此手掌心就有了小红包。

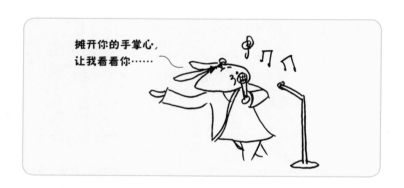

足厥阴肝经自足走头，"一分支从目系分出，下行于颊里，环绕在口唇的里边"，因此肝经有热就表现在脚底和嘴巴里。

所以手足口病就是一个厥阴经热证，用小柴胡颗粒＋双黄连口服液，清厥阴之火就妥妥的了，很快就可以治愈。

那这个疱疹性咽峡炎是哪条经出了问题呢？**手少阴心经。**

来看看心经路过的地方：

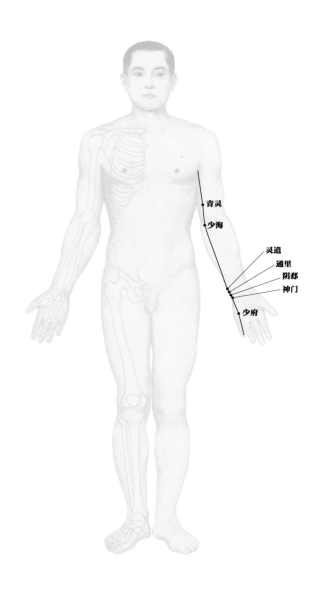

青灵
少海
灵道
通里
阴郄
神门
少府

除了胳膊上的主干道以外，它还有两条小路插入了我们的身体内：下过膈肌，散络小肠（所以心与小肠相表里）。从心脏的系带部向上挟咽喉，而与眼脑的系带（目系）相联系。

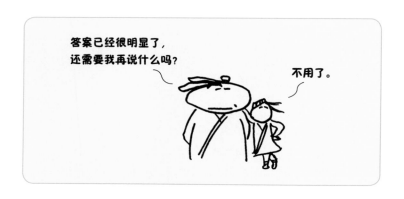

好吧，那我就再说几句。从心经经过腹部的路线，就知道为什么会腹痛了。从上挟咽喉就知道为什么会咽喉疼痛了，而且是在咽喉上方出现疱疹，而不是口唇附近。从与脑眼相联系，就知道为什么会头痛了。从心经循行的主干道手臂，就知道为什么会四肢疼痛了（一般是上肢，心经左右对称），心经有热，心火上炎，就知道为什么会发烧了。

因此，得了这种病可以尝试用双黄连口服液进行治疗。

双黄连口服液：金银花、黄芩、连翘。三味药皆入心经，有疏风解表，清热解毒的功效。对于心经有热而引起的疱疹性咽峡炎来说，十分对症。把心经的热邪清透出体外，这种病就会好啦。

所以文中的妈妈用了双黄连口服液一天就治好了这种病，其实不用辅助小柴胡颗粒，只用双黄连口服液就可以了。至于按摩的效用，我想如果是针对泻心经的热进行按摩的话，效果应该也会很好。

手足口、疱疹性咽峡炎在幼儿园已经谈虎色变了。但其实这两种病，对症治疗，见效也很快。所以希望每个妈妈都能掌握一些中医知识，就算自己的孩子用不上，也可以帮助其他的孩子。早用少受罪啊！

但如果孩子已经出现了高热的症状，或精神萎靡，或情绪烦躁难受，请一定及时到医院就诊，以免贻误病情。

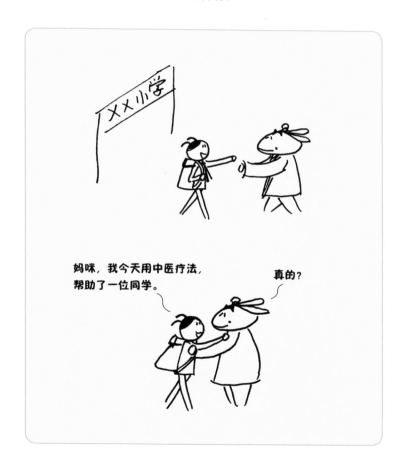

他吃饭的时候突然肚子疼，
什么都吃不下……

啊……
那后来呢？

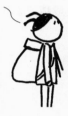

后来，我就主动
帮他把鸡腿吃掉了……

这叫什么中医
疗法？

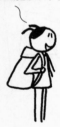

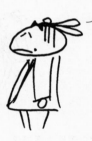

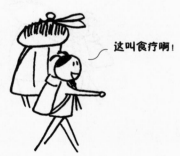

这叫食疗啊！

　　小儿咳嗽，基本可以被毫无争议地列在家庭常见病排行榜前三名。一般遇到这种情况，妈妈们第一个想到的不是受寒就是受热，然后从寒热入手去处理，但有时候效果很不好，甚至无效。

　　如果持续三五天没效果，妈妈们的内心基本就崩溃了，再加上家里爷爷、奶奶和爸爸的埋怨催促，免不了要走上挂抗生素的老路。所以在这里特别提醒妈妈们，孩子和大人不同，会有一种咳嗽，叫作"积食引起的咳嗽"。

　　简单地说，就是吃多了不消化导致的咳嗽。

　　为什么会这样呢？

　　因为脾胃五行为土，肺五行为金，脾胃其实是肺的老妈。老妈病了，不能好好照顾孩子，所以孩子就会受苦，这就是所谓的"母病及子"。积食的时候，其实是脾胃生病了，脾胃的小轮本来是脾升胃降，但此时在病态，胃气降不下去了。

　　胃气不降的结果，就是肺气不能降，肺气上逆必然会引发咳嗽。所以由积食引起的咳嗽，必须从治疗脾胃入手，"老妈"的病好了，"儿子"的病就自然好了。

　　在治疗积食的时候，最常用的方子就是焦三仙。

焦三仙：焦麦芽、焦山楂、焦神曲各 9 克，水煎服。

功效：消食导滞，健运脾胃。

这三味药均有良好的消积化滞功能，但又有各自不同的特点。焦麦芽有很好的消化淀粉类食物的作用；焦山楂善于治疗肉类或油腻过多所致的食滞；焦神曲则利于消化米、面食物。三药合用，能明显地增强消化功能。因此，临床上医生常将三药合用并称为"焦三仙"。

一般积食的舌苔是厚腻的，或黄或白，堆积在舌体的中部。

所以看到这样的舌苔，再结合孩子咳嗽前是否有过饮食不消化的情况，基本上就可以判断是不是积食引起的咳嗽了。如果辨证准确，焦三仙止咳的效果真是立竿见影啊！

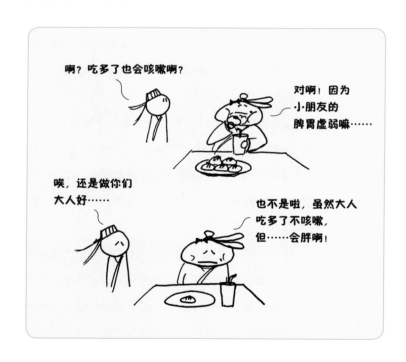

06

养个宝宝最大的几个问题：吃得好不好，拉得好不好，睡得好不好。如果这三项全好，那这个孩子的身体基本就 OK 了，绝对不会有大问题。

我见过很多妈妈，为了孩子的大便，真的是操碎了心。不但关心次数，还关心形状、颜色、多少。

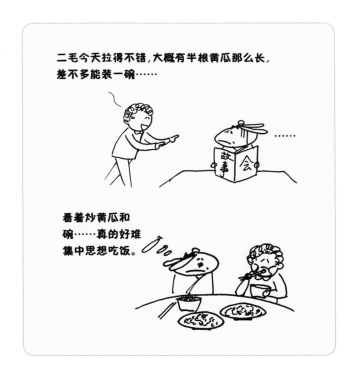

二毛今天拉得不错，大概有半根黄瓜那么长，差不多能装一碗……

……

看着炒黄瓜和碗……真的好难集中思想吃饭。

所以能生产一份好的便便，真的是对妈妈莫大的安慰啊。但是如果没有好便便，那作为妈妈，就要懂得解读宝宝大便中的信息，以此来判断宝宝到底怎么了。比如，彭子益先生在《圆运动的古中医学》里就说道，大便先稀溏后有条粪，是有热滞也。如果是先条粪后稀溏，则是脾虚。大人、小孩儿皆是如此。

此外，他还说："小儿腹泻有停食者，有热泻者，有脾虚者。停食者粪白夹水，泻而有屁。热泻者，泻出金黄，亦有屁，亦夹水……脾虚之泻，腹不响、肠不鸣，稀粪无水，其色灰黑，一滑即下，不似水泻之射远有屁。"

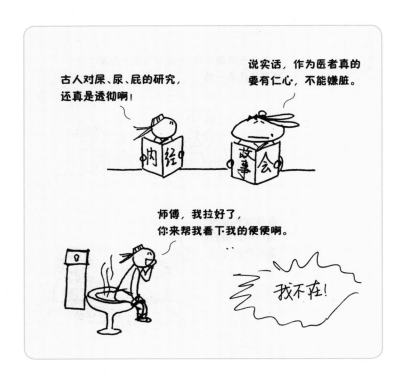

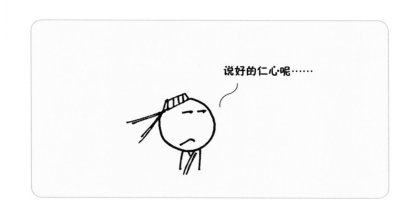

说好的仁心呢……

停食腹泻，"先用 50 粒淡豆豉，浓煎服用，如果效果不好，就用平胃散加减"（请根据孩子的具体情况，咨询当地中医用药）。

热滞腹泻，"单用山栀子一钱，一服即止"，或者直接服用绿豆汤效果也很好。

脾虚腹泻，"用山药、扁豆各 2 钱（6 克），白术 5 分（1.5 克），干姜 3 分（1 克），炙甘草 3 分（1 克），小便一利，泻即止住"。

那小儿大便为绿色是什么原因呢？如果小儿大便呈绿色，一日数次，日久不愈，则是"土败风起。风者，肝木之病气也"。意思就是**孩子脾胃虚弱导致了肝风内动。因为肝的五行为木，颜色为绿色，所以大便就是绿色的**。此时用肉桂和阿胶或者阿胶和白术就可以了（具体用量要根据孩子的年龄和身体状况，咨询当地中医用药）。

如果其他什么问题都没有，只是大便绿色，"必大人乳汁不佳，换食罐头牛奶，或麦粉，或大米粉煮稀糊食之，一二日，大便即黄"。

以上都是彭子益先生在《圆运动的古中医学》里给出的小儿腹泻方。大多数是食疗，这个也是彭先生特别推崇的治疗方法。另外，下面再推荐几种目前药店里可以买到的小儿腹泻药，如果小儿来症急迫，也可以用中成药先进行治疗。

用前，请务必仔细对症，并咨询医生后用药。

一、

药品名 小儿泻速停颗粒

组 方 地锦草、茯苓、儿茶、乌梅、焦山楂、白芍、甘草。

功效主治 清热利湿、健脾止泻、缓急止痛，用于小儿湿热壅遏大肠所致的泄泻，症见大便稀薄如水样、腹痛、纳差；小儿秋季腹泻及迁延性、慢性腹泻见上述证候者。

临床适应证 小儿腹泻，气味臭，伴有腹痛、食欲差，或肛门灼热者参考选用。

小儿腹泻见上述症状者参考选用。

关键词 小儿腹泻。

注意事项

1. 虚寒泄泻者不宜使用。

2. 如病情较重，或服用 1～2 天后疗效不佳者，可酌情增加剂量。

3. 有脱水者可口服或静脉补液。

4. 饮食宜清淡，忌生冷、辛辣食物。

5. 服药期间如腹泻病情加重，应到医院诊治。

二、

药品名 止泻灵颗粒

组 方 党参、白术（炒）、薏苡仁（炒）、茯苓、白扁豆（炒）、山药、莲子、陈皮、泽泻、甘草。

功效主治 健脾益气，渗湿止泻。用于脾胃虚弱所致的大便溏泄、饮食减少、腹胀、倦怠懒言；慢性肠炎见上述证候者。

临床适应证 小儿腹泻，吃东西不消化，或见呕吐，伴有腹胀、疲倦、懒得说话，身体虚弱者参考选用。

慢性肠炎、小儿腹泻见上述症状者参考选用。

关 键 词 小儿腹泻，慢性肠炎。

注意事项

1. 感受外邪、内伤饮食或湿热腹泻者慎用。

2. 饮食宜清淡，忌食辛辣、油腻食物。

3. 若久泻不止，伤津失水较重者，应及时送医院就诊。

三、

药 品 名 **健脾康儿片**

组 方 人参、白术（麸炒）、茯苓、山药（炒）、山楂（炒）、鸡内金（醋炙）、木香、陈皮、使君子肉（炒）、黄连、甘草。

功效主治 健脾养胃，消食止泻。用于脾胃气虚所致的泄泻，症见腹胀便泻，面黄肌瘦，食少倦怠，小便短少。

临床适应证 小儿腹泻，且多见于饮食后腹泻，或肚子一遇疼痛便想腹泻，大便酸臭，伴有胃腹胀痛、面色发黄、身体偏瘦、饭量少、全身乏力者参考选用。

小儿营养不良见上述症状者参考选用。

关 键 词 小儿腹泻，小儿营养不良。

注意事项

1. 湿热泄泻者慎用。

2. 服药期间饮食宜清淡，选择易消化食物，注意补充体液，防止脱水。

07

讲到肝主筋这个话题，就不得不说说困扰很多家长的小儿抽动症这个问题。那抽动症和肝到底有什么关系呢？

我在网上查了一些有关抽动症的科普知识：

抽动症可在人身体的各个部位发病，但最易受到累及的部位是头部。非常夸张地挤眨眼睛是多数抽动症患儿的首发症状，随后会出现挤眉、皱眉、吸鼻、噘嘴、张口、伸舌、点头、摇头、甩头、仰头等表现。家长往往无论怎么纠正孩子这些行为都无法使其改变。随着抽动症病情的加重，孩子还可能会出现如耸肩、扭颈、踢腿、抖腿、扭腰、胸腹肌抽动、甩手和四肢抽动等表现。同时还会不由自主地发出一些"哼""啊""咳"等异常声音，或没有缘由地骂人、讲脏话（秽语症）。

中医对抽动症的病因是怎么解释的呢？基本上分为三种：1.肝肾阴虚、阳亢风动；2.痰湿脾虚，有失健运；3.肝气郁结、肝风内动。

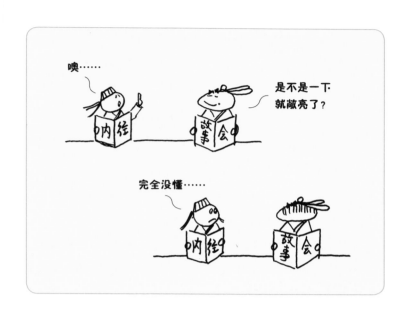

　　好吧好吧，我承认，这三个病因听起来都太专业了，其实说白了就是阴虚有热、肝郁有热、痰湿郁热。一个字——"热"！因为热而消耗了身体里的津液，导致了肝阴不足无法濡养筋脉。**筋脉失去了养分，就会发生拘挛甚至剧烈抽搐。**

　　肝开窍于目，肝阴虚后，初始的症状多为眨眼，如果不及时治疗，发展到后面就是皱眉、抽脸、摇头、甩头，等等。

　　从肝经循行图（参见本书134页《足厥阴肝经穴》图），就可以很清楚地看出，为什么会出现上述症状了。

　　因为所有的脸部症状，全都发生在肝经行走过的地方。肝主筋，筋脉得不到濡养而发生抽搐。

　　这样从肝经的循行路线进行整体辨证，小儿抽动症形成的原因就很容易解释了。

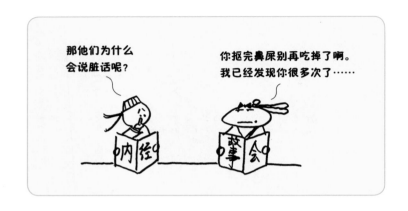

　　肝木生心火。心为肝之子，而心又主神志。因此肝风内动或者肝郁有热后，扰乱了心神，人就会胡言乱语或出现污言秽语。所以对于有抽动症的孩子来讲，说脏话也是一种病理表现，切不可武断地认为孩子学坏了，而对他严厉地呵斥。孩子其实也很无辜啊！

　　如果是肝气郁结造成的肝风内动，除了有抽动的一般症状外，还会有比较明显的脾气暴躁，喜欢大喊大叫，常常无法控制自己言行的表现，这些也都属于秽语症。此时的治疗方法就是**疏肝理气、平肝熄风**。

　　至于痰湿导致脾失健运引起的抽动症的治疗方法，我在这里就转述名医钱乙治疗的医案，故事源于罗大伦先生的《中医祖传的那点儿东西1》。

　　有一次，宋神宗的儿子病了，患的就是抽搐，俗称抽风。请了好多位御医来看，都不知道该怎么办才好。这时候钱乙来了，他仔细地对小皇子进行了诊断，然后就用了一服方子，叫"黄土汤"。他的治疗思路就是温补脾肾。

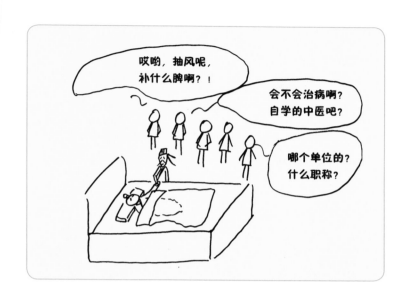

面对这些流言蜚语，钱乙只回头说了一句：

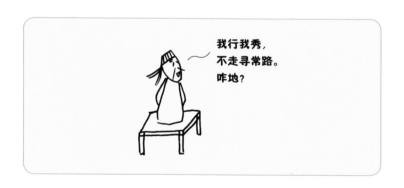

　　这些御医为何耻笑他呢？那是因为黄土汤是《金匮要略》里的一个方子，主要是用来治疗因脾气虚寒而导致便血的病症的，这和抽风没有半毛钱关系啊。而且在这个方子里，主要的一味药就是灶黄土。

那灶黄土是什么呢？是农村做饭用的土灶，在炉膛的灶底被火反复烧过的，砌炉灶用的黄土。作为药用时，就把它敲下来捣碎就可以了。

在御医的各种冷嘲热讽之下，钱乙没有退缩，他扛住了舆论的压力，大胆地用了不值一文的灶黄土，而没有用冬虫夏草、灵芝、人参等医保以外不能报销的药材，真正做到了惠民利民，把实惠让给了消费者。

结果怎样呢？哎呀妈呀，一点儿新意都没有，用脚趾都能猜到的结局——好了呗。

钱乙对这种病的治疗思路就是：以土胜水，木得其平，则风自止。

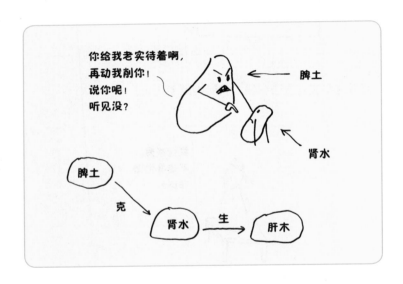

看到这里，恭喜你，以后再遇到孩子有抽动症，你至少知道它的病因和治疗方法了。这就是学习中医基础知识的好处，它的思路就是辨证归经，然后谁家的孩子谁领走，临床表现再复杂，归根结底也都是六经辨证的问题。

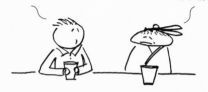

哟，兔子，你怎么
最近头发变少了？

我不会抽烟……

可是抽烟和头发
有什么关系呢？

关系可大了……

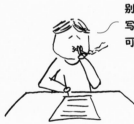

别人写东西，
写不下去的时候
可以抽根烟。

我写不下去的时候就
只能薅头发了……

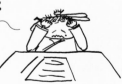

08

这是一个不是医案的医案，因为这个问题算是小儿常见病，所以就借此机会科普一下吧。

医案

小儿疝气的问题

懒兔子：

你好！请问小儿疝气必须开刀吗？

昨天晚上，家里的小孩突然得了小儿疝气，去医院手动复位之后住院观察了一夜，暂时安好。医生说这个必须开刀才能好，没办法通过其他方法让身体自行恢复。凭着对中医的信任，我觉得肯定有方法，奈何自己平时书读得少，学中医又刚开始起步，内心焦虑不已。以下是百度有关小儿疝气的解释：

因为男孩的睾丸是在出生前才通过腹股沟管降至阴囊的，随之下移的腹膜则形成鞘状突。若鞘状突在婴儿出生后还没有闭锁，或闭锁不全，反而会成为较大的腔隙，腹腔内容物就会从这里突向体表，而形成疝气。又因为右侧睾丸下降比左侧略晚，鞘状突闭锁也较迟，故右侧腹股沟疝气较多。当然，女孩也可因腹壁薄弱形成疝气，只是发病率相对低一些。

发病时，小儿肚子会很痛。

我的第一反应是中气不足引起的，类似于脱肛，可能是脾胃之气太弱无法固定住小肠，才会从缝隙中掉下去。但又很不确定。是这个原因吗？

小儿最近正面临咳嗽问题，舌质淡红，舌苔白，应该是寒湿引起的，但是因为拒绝吃药，病程恢复很慢。晚上比白天咳得更频繁，有痰（听声音判断的，没有看到吐出）。平时脾胃一直比较弱，很容易积食，人很瘦。

我是希望能够采取保守疗法，通过调养脾胃或者通过中药泡脚来帮助他根治疝气的问题。但西医强调咳嗽好了要尽早开刀，让我不要拖延。所以我很纠结……

先看看百度对小儿疝气的解释：小儿疝气即小儿腹股沟疝气，俗称"脱肠"，是小儿普通外科手术中最常见的疾病。在胚胎时期，腹股沟处有一"腹膜鞘状突"，可以帮助睾丸降入阴囊或固定子宫圆韧带，有些小孩出生后，此鞘状突关闭不完全，导致腹腔内的小肠、网膜、卵巢、输卵管等进入此鞘状突，即成为疝气。若仅有腹腔液进入阴囊内，即为阴囊水肿。疝气一般发生率为 1%～4%，男生是女生的 10 倍，早产儿则更高，且可能发生于两侧。

小儿疝气一般在小孩出生后很快就会发生，且发生率较高。当孩子哭闹、奔跑等用力过猛的情况下就会在阴囊或阴唇上方看到包块，安静后又消失。因此有些孩子发病很长时间后家长还不知道，导致错过最佳治疗时机，留下终身的遗憾。

小儿疝气一般不会有明显不适。一旦病情发展，肿块下坠接近阴囊或阴唇，就会造成孩子活动及行走不便，严重时会发生嵌顿不能还纳，甚至威胁生命。同时，一旦发生嵌顿，孩子往往会承受不少痛苦。

其实简单地说，就是在腹股沟的地方有个小缝隙没闭合好，当腹腔里有东西从这个小缝隙中掉出来时，就叫作疝气。

现在多通过西医手术治疗疝气，已经很难再看到中医疗法了。我查了书，黄元御的《四圣心源》中有一篇专门讲疝瘕，但是没有针对小儿疝气的治疗。对此讲得比较详细的就是彭子益的《圆运动的古中医学》，里面有一篇专门讲小儿疝气。

彭子益说，小儿疝气的根源就是肝肾阳虚。如果不及时治疗，会病及终身，因此家长们一定要重视。中医疗法为：用五味子 1 克，甜苁蓉 3 克，清早煎服，空腹喝下。每日一次，一直服用到病消为止。

当服用了一阵子以后，阴囊突出的硬处会很痒，其实这是阳气在恢复，即将上升的表现，是个好兆头，所以不必担心。

五味子味酸性温，散结消肿，可以温补肾中水火之气，帮助肝阳上升。甜苁蓉味甘性温，温润肝肾，温通肾阳补肾虚。因此二者结合，效果很好。五味子是肾病的专药，可是现在的很多医生因为《伤寒论》中的小青龙汤用五味子治疗了咳嗽，就以为五味子是专治咳嗽的药，其实这是不对的（引自彭子益《圆运动的古中医学》）。

另外，孙思邈说："五月常服五味子以补五脏气……六月常服五味子，以益肺金之气，在上则滋源，在下则补肾。"

综上所述，小儿疝气其实是小儿肝肾阳虚的一种表现。黄元御在《四圣心源》中也反复提到，疝气是肝肾的问题，为"肾肝之邪"。究其根本就是"肾水渐寒，木气菀遏"。文中作者刚好讲到孩子正面临咳嗽的问题，舌质淡红，舌苔白，也是由寒湿引起的。之所以晚上比白天咳得厉害，是因为夜间阴盛阳弱，本来就阳虚的体质夜里再感受到来自外界的阴气，病情自然就会加重。

因此，寒咳也好，疝气也好，其实都是肝肾阳虚的表现罢了，是症状，而不是疾病本身。用药后，很可能这两种病会同时痊愈。

彭子益先生的方药可作为治疗参考，请一定在医生的指导下用药。

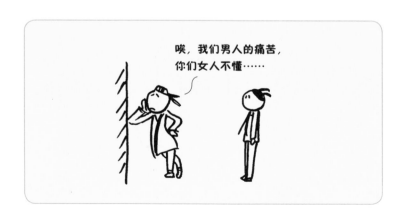

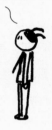

可是我妈妈说，
我们女孩子也很麻烦，
你们男人也不懂……

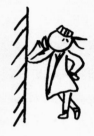

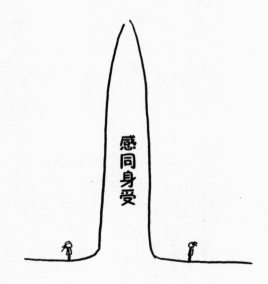

感同身受

这世上，男女永远无法翻越的高山……

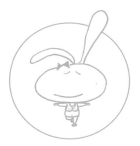

① 妈咪，我也想给你提供一个医案。

好啊！

② 我治好了爸爸的脚臭！

哇！这么厉害！怎么治的……

第五章

其他家庭
常见病医案

我用了你的一点东西，
讲出来你不要怪我……

怎么会呢，治病总要用药的呀！

③

我没用药，我只是把你整瓶的
香水倒进了爸爸的洗脚盆里，
爸爸的脚现在可香了！

④

医案：简单的办法

治好了一身怪病和多年的顽疾

医生治好病人很了不起。如果自己治好自己，便是大写的了不起。

医案

一

懒兔子：

你好！给你分享一个与这个季节有关的病例。前一段时间肝火困扰了我好长时间，现在算是安生了。刚开始的时候是一只眼角有点红肿，感觉像是上火了。我也没太在意，觉得过几天就好了，但是过了几天另外一只眼睛的眼角也红了，并且开始溃烂。正在这个时候，会阴部也开始溃烂，我以为是妇科病，与此同时，乳头开始发痒，挠了几下也开始溃烂流水，并且用了药也不愈合，还有耳朵根痒，挠了以后也开始流水，我心想莫不是得什么绝症了，怎么同时出现了这么多问题？

我虽然看了你的文章也分不出什么情况，只是感觉先把肝火泻一下应该不会错，不管怎样，先把眼睛治好再说，每天眼睛烂着也不好看呀。刮痧、拔罐泻肝火，然后吃了明目地黄丸。慢慢地眼睛好了，其他各个器官也都好了。我记得你有一篇文章提到过肝经循行的路线，才知道原来都是肝惹的事，中医就是这么神奇，我在想要是看西医的话，恐怕得去好几个科室。谢谢兔子！

作者文中提到的眼睛、乳头和会阴部，全是肝经行走部位。那耳后为什么也会流脓呢？咱们再来看看胆经循行图（参见本书 128 页《足少阳胆经穴》图）。

耳后是胆经行走过的部位。肝胆相表里，所以肝经有热，胆经也绝不会凉。

这篇医案很好地验证了中医治病辨证归经的道理。虽然一般自学者很难想到那么深，但是了解了肝开窍于目，肝经的行走路线图，再遇到此类莫名其妙的怪病，立刻就可以找到病根了。

治疗方法也实在是简单，主要就是清肝火，滋补肝阴。正如作者所说，如果不知道这是肝经问题，那么她要去多少个科室，才能看好这一身的毛病呢？

二

懒兔子：

今天在公众号的文章下面留言，兔子居然翻了俺的牌子让俺发医案，哎呀妈呀，赶紧重新整理丰富一下，到最后发现学医十几年，却写不好自己的病历。

我自小手脚、膝盖冰凉，小腹凉。小学时手生冻疮，初潮就开始腹痛，经量大，色黑，有血块，并经常过敏。父母四处求医，吃过蛇毒血清胶囊、排毒养颜胶囊、凉血祛火的中药汤剂，不仅没有好转，还逐渐加重。

自大学起，脸上开始长痘痘，又大又多，过敏更加频繁。不能吃辣，不能吃烧烤、火锅之类的，吃了会上火加腹泻。例假时疼痛严重到不能上课。大学时每年暑期服一个月中药汤剂，外敷皮肤，开学后再把中药制成药丸带到学校继续服用，但完全没有好转。

30岁之后痘痘以口周居多，怕冷等症状更加明显。月经发展到每次八九天不净，前两天血崩似的量多，色紫黑，血块大而多，伴腹泻，周期拖延（每次喝红糖姜水，胸前都会起痘，喉咙肿痛，且并无作用）。食欲、睡眠差，消瘦，皮肤干燥，近几年出现尿频，冬天简直是尿崩的节奏，奇怪怎么没脱水挂掉！且带下多（尴尬，用西药内置反复发作）！

近3年白头发呼呼地从头顶、两鬓冒出来！逢冬季就吃几个疗程的中药汤剂调理，但中医说我体质敏感，药性稍微热一些就起火，稍微祛火又腹泻，很难调。不由灰心。

自去年冬天看到懒兔子的公众号，豁然发现原来晦涩难懂的中医是如此平易近人，对照兔子冬天屁股长冻疮，我是手，那不就同是极阴的女人吗？于是乎3个月前开始服"四逆汤"，10天1个疗程，服了3个疗程，每个疗程间隔5天（因为兔子说人体要自我恢复），把中药制成颗粒，据说可以避免熬制过程中相互作用，价格高出汤剂的一倍多，服用方便，每天早、晚冲服（经期也照样服药）。在这期间出现了一次咽喉肿痛，吃些凉性水果就缓解了（服3个疗程是考虑到自身病程长，病情重）。

　　服药第一个月，例假每次提前5～7天，到第三个月，居然没有腹痛！没有腹泻！哎呀妈呀！10多年来第一次没有腹痛啊！而且从第三个月起经量开始明显减少，血块小，第七天就痛快地结束了！还有手脚凉也有所好转，尿频改善（终于不用再与马桶常相伴）。胃口好，吃嘛嘛香，胖了5斤！睡眠质量改善（此处又想高歌，失眠的痛你们不懂），还有痘痘几乎不怎么出现了（鼓掌，这个必须赞），恢复到貌美如花的德行了！

　　12月中旬开始服玉灵膏，每天一次，感觉身上更暖，冬天可以穿着大衣（而不是羽绒服）出门了，还不需要套两条毛裤。夜里睡得也沉了。针对这几年带下多的情况，从上周起开始用温胆汤泡脚，每晚一次，第三天夜里居然起夜，难道开始除湿了？泡脚第四天带下多没有了（已震惊到不知该咋形容此时的心情）。

　　以上病情用药概述，其实不管是西医还是中医，都要究其根源，治疗才有原则和方向，而且中药如果对证，效果很好。希望更多的人能学习中医，帮助自己恢复健康。

我补充一下：上文作者后来更正是用"人参四逆汤"。人参8克，甘草10克，干姜3克，附子8克，当归10克（找医生咨询开的药）。

我不知道你们有没有耐着性子把这篇医案看完，这是一篇非常好的医案，从小病到中西医都治不好的"绝症"，最终被自己治愈了。

先看她小时候的情况，其实就是比较典型的寒湿体质——手脚冰凉、膝盖凉、手上生冻疮。结果不但没有用温中祛寒的药，反而用了清热解毒的药，所以寒上加寒，彻底阴寒了。

之后她所有的上火症状，全是因为中焦寒湿而导致的上热下寒：上面的火下不去，下面的水上不来，所以一吃热性的东西就上面上火，下面腹泻，满脸全是下不去的火变成的痘痘。例假疼痛则是因为寒引起了瘀血，肝失疏泄后也很容易出现血崩和月经淋漓不尽。尿频更是肾水有寒的表现。

总结一下，她的主要问题就是中焦湿寒，导致身体的圆圈不转了，上热下寒。这种情况，万万不可清热。

她后来用的人参四逆汤为什么可以治好多年的顽疾呢？附子、干姜温补肾阳；当归活血养血，调经止痛；人参、甘草补中益气。这个方子唯独少了除湿健脾的药，如果加上白术和茯苓，效果会更好。

中药就是，只要辨证思路对了，用药就算没有太周全，也绝不会错到哪里去。所以她用了3个疗程后，效果就非常明显了。现在用了温胆汤泡脚除湿，效果是杠杠的，就说明治疗思路很对。

至于今后的用药，我个人认为温胆汤坚持泡完3个疗程，人参四逆汤不必再吃，否则内热会加重。建议吃点儿"逍遥丸"疏肝理气。等这些药用完，估计作者的其他问题就会改善很多，到时再吃玉灵膏也不迟。

　　这两个医案都特别生动地告诉我们，身体是一个整体，不能切分开来治疗，也不要被乱七八糟的症状所迷惑。第一个医案的病因就是肝经有热。第二个医案的病因也只有一个，即中焦湿寒。找到这两个根本原因，然后对症用药，身体会慢慢恢复。要相信身体的自愈能力，更要相信我们可以自己治好自己。

医案

中医带给我的意外惊喜（海棠）

看了您的文章，我买了徐文兵、梁冬的全套《黄帝内经》、罗大伦的《舌诊》《阴阳一调百病消》等医学书，有空就看看。我一直是齿痕舌，满白苔，例假量少，色黑，有血块，脚气，痒得难受，左脚趾两个灰指甲，乳腺增生，乳头、乳房痒，浑身没劲、没精神，经常感觉身体很重，尤其是双腿，感觉跟灌了铅一样酸沉，怕冷，失眠多梦。

在没有学习中医之前，我就像个无头苍蝇，看了西医看中医，看了妇科看乳腺科，然后到国医堂找老中医看，做了各种检查，吃了各种药，都没有治好我的毛病。通过学习您的公众号，看《黄帝内经》，我知道了，我的身体圆圈不转了，脾虚寒湿严重，血瘀体质，气血不足，乳头属肝经，肝主血藏血，买了玉灵膏，吃完一小盒，又买了一大盒，坚持用温胆汤泡脚，六味地黄丸坚持吃，天啊，奇迹出现了，不知不觉，我的乳房竟然不痒了。吓得我上网百度，还以为得了什么不治之症呢。通过学习，我知道，这是我的经络通了，身体的圆圈转起来了。

感恩中医，感谢所有科普中医的人。中医确实应该从娃娃抓起，从小培养，从自己做起，求医不如求己。

我们先回顾一下这位作者列出的症状：**齿痕舌，例假量少、色黑，脚气，灰指甲，乳腺增生，乳头，乳房痒，浑身无力，下肢酸沉，怕冷，失眠多梦**……

好了，任何一个医生接到这样的病人，都会很头痛吧，甚至都不知道该推荐她去看哪个科。连我刚看完也想假装没看到的样子，先去楼下食堂买点儿馒头带回家再说……

可是，中医是干啥的？就是拨开云雾见雾霾，然后再拨开雾霾见明月的嘛。所以没关系啊，再多的症状也一定有一条或者两条，或者好多条主线，我们就像侦探一样，一个个来归类分析好了。

一、齿痕舌、满白苔（寒湿）；

二、月经量少、有血块、色黑（瘀血）；

三、脚气、乳头乳房痒、乳腺增生（湿热）；

四、浑身无力、下肢酸沉、怕冷（寒湿、湿气都往下走）；

五、失眠多梦（有可能是瘀血、阴虚、血虚、气虚）。

完了，不列就已经很晕了，列完了更晕，这是什么复杂体质，什么都有但好像又都不是典型。对了，其实这才是大多数人的典型体质——混合体质。很少会有单一体质的人。

不管其他，首先有一点是完全可以肯定的，就是她有严重的湿。至于是湿热还是湿寒，先放一边再说。然后她还有瘀血，这个也是非常肯定的。

先普及一下，**脚气是身体有湿或者瘀血的表现。**但是乳房和乳头痒呢？其实是肝经和胃经有湿热的表现（肝主乳头，胃主乳房）。根据她的身体其他情况判断，一定是虚热（病程长，身体弱）。灰指甲也是肝血虚的表现。

可是她又怕冷，舌苔白。那么好了，问题来了，湿和瘀血可以确定，寒热呢？到底是寒还是热？

我先去买馒头了，一会儿回来再说……

好吧好吧，其实这时已经很明了了，她是寒热夹杂，内热外寒。

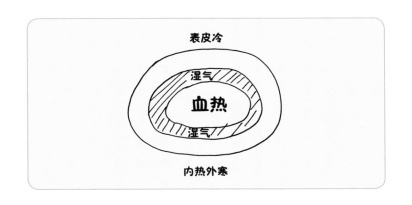

　　因为湿气太重，把营血的热郁积在里面透不出来，又同时把表皮隔绝在外，使热气无法外透，所以里面热，外面寒。罪魁祸首就是千年老妖——湿气也。

　　所以不管三七二十一，除湿肯定是第一步，否则其他治疗根本没有用。湿气一除，内热外寒的情况就会立刻改善很多，病其实就已经除了一大半。

　　虽然上述作者对自己的分析不是那么明晰，但是大体思路是对的，因此她在用了温胆汤除湿、六味地黄丸滋阴清热以后，立刻取得了明显的效果。至于玉灵膏，其实不应该现在吃，应该在除瘀血以后再吃，否则可能反而会加重血瘀的程度。**这时建议吃桂枝茯苓丸活血化瘀。**

　　湿热没了，外寒情况也会随着消失，身体就差不多好了，等除完瘀血再补点儿玉灵膏。哎呀妈呀，健康得不要不要的。

　　其实这么个浑身上下各种毛病的身体，究其原因，就一个字儿——"湿"！

　　再次感谢作者的精彩分享。

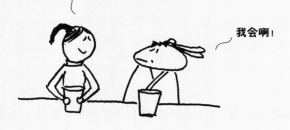

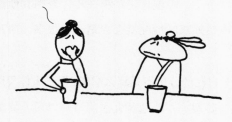

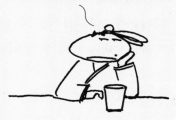

医案

给亲爱的兔子姐
关于用地龙治疗痔疮的分享（雪格格）

兔子姐你好：

我和我爸都有痔疮。生完小孩后，我的痔疮就很厉害了。蹲下给小孩穿件衣服、洗个澡，痔疮都会掉下来很大一块，不提了。这酸爽，有痔疮的人都明白。看到罗博士的书《阴阳一调百病消》提到用地龙打粉灌胶囊后服用，可以治疗。于是就想着，把中药第一试，留给这个讨厌的痔疮。

24日晚在家洗碗，我爸就在旁边吊柜里面划拉。我说："你找什么呢？"我爸来了句："痔疮犯了。找痔疮栓。"啊哈，英雄正愁无用武之地呢！第二天，我就去益丰大药房买地龙，很便宜，每10克3.72元，我买了50克，一共18.60元。当时提出来打粉，药房说打不起来。我想着以前听广播里面说胶囊壳子多数质量不合格，也不想灌胶囊。得了，回家拿料理机自己倒腾得了。回家以后，用一半打了粉，打出来的粉绒绒的，有点肉松的感觉，闻起来有土腥味。方上写早、晚一次，每次3克。我自己减了量，用了2克。然后用烘焙用的小秤称好，用纸包了。第一天叫我爸吃，他说："我吃过西药了，不吃！"呜呜。算了！不理解我，我自己吃，反正我也有病呢。

用喝白酒的小酒杯冲了2克（温开水冲出来棕色，犹如黄泥汤）。硬着头皮喝下去了，太难喝（话说中药好喝的也没多少，就当喝臭咸鱼汤了）。

第二天早晨起来，痔疮就收上去很多了。接着我又喝了一次。26日晚，下蹲起来毫无压力啊。然后又跟我爸说了，还把手机上的电子书翻到方子那一页给爸爸看，他终于接受了。喝到今天，已经第四天了，效果非常好，明天就不准备再喝了。我很开心，发自内心的开心。

今天还把这个方子介绍给同事了。我周围有痔疮的人很多，好多宝妈都是生完孩子以后有的，明天我把剩下的药粉带给我另一个同事，大家都来试一下吧。书上说，吃过两三次之后，如果没有明显改善，说明不对症，就不要再试了。不知道这算不算医案，总之是个很愉快的分享吧。

这位好心的妹子还把书上的内容一并发过来了，真是感谢。

"对于单纯的内痔或者外痔、混合痔，用蚯蚓来治很有效。去药店买地龙50克，让药店给研成粉末，装入胶囊，每次服用6颗，早、晚各一次。还可以将地龙磨成粉，跟两倍于药物体积的瘦猪肉馅儿搅拌，不要放作料，包成饺子，蒸熟，每次吃 7～10 个，一日两次。可以蘸作料吃，味道虽然怪些，但是效果不错。连吃四五天，就可以达到收缩痔疮的效果。大家不必惊讶，地龙在国外某些地区就是食物，做菜常用。"

"我在博客上公布过蚯蚓治痔疮的秘方，很多网友用过之后得到了解脱，这令我非常欣慰。"

地龙就是蚯蚓啦！我们还是不要还原它本来的长相好了，只要想着它是一味很好的药材就好。话说古人口味是重，尺度太大，啥都能用来治病，别说蚯蚓了，连蚯蚓土也是一味药材，用来除湿消肿。所以咱们也别大惊小怪的了，显得咱们这么没见识。

地龙有什么功效呢？它可以通经活络、活血化瘀，用来预防治疗心脑血管疾病。

而《素问·生气通天论》里对痔疮的论述："因而饱食，筋脉横解，肠澼为痔。"黄元御在《四圣心源》中解释了这句话的含义，大意是：因为总是吃得过饱，伤了脾胃，脾气衰弱，不能消化水谷，然后无法消化的食物就流入了小肠和大肠，引起泻痢。经常泻痢会导致脾气和二肠之气下陷，小肠之火陷于肛门，这就是痔疮的由来。

黄元御还说，虽然痔疮是热在肛门，但是因为脾气和小肠之气下陷，所以脾胃和小肠反而是寒湿的。一旦痔疮形成，那么但凡遇到脾胃受寒，都会引发痔疮复发。所以无论什么时候，**只要是痔疮发作了，都是因为中气受寒湿而导致的**，可是大多数医生都不知道啊。

以上是黄元御的说法，因为我周围没有痔疮患者，所以一直也没能好好验证痔疮的发病原因。如果你们身旁有此类医案，可以好好确认一下，痔疮复发是不是脾胃寒湿而导致的。

黄元御根据这种思路，给出的药方如下：

TIPS

茯苓石脂汤：

茯苓三钱（9克），丹皮三钱（9克），桂枝三钱（9克），
芍药四钱（12克），干姜二钱（6克），甘草二钱（6克），
赤石脂三钱（9克），升麻一钱（3克），水煎服（方剂
来自《四圣心源》，剂量仅供参考，请在医生指导下用药）。

治痔漏肿痛下血。如果肛门很热，加黄连9克。

罗大伦老师的地龙方，据说是他们家的祖传秘方，在对外公布时他还特地做了母亲的工作。所以感谢罗老师的无私分享，也再次感谢医案提供者的分享，希望有更多的朋友可以就此摆脱痔疮的痛苦。

我在我的微信公众号里写过几篇关于中医治疗高血压的专题，质疑声和板砖儿乱飞，差点儿就把我砸抑郁了。今天我终于等到了这个高血压自我疗愈的医案，我假装很淡定的样子，随便拿出来给你们看看。

高血压的病案来也。

医案

懒兔子你好！

去年立秋，俺高血压急性发作（高压180mmHg，低压100mmHg）。试着吃了几种西药，根本控制不住，后用安神定志汤加逍遥散十几服，终于降到了高压150mmHg，低压90mmHg。但西药硝苯地平缓释片一直没有停。仔细拜读你高血压的文章后，俺决定，不吃西药啦！

我的血压还取决于睡眠，因有严重的入睡困难……反反复复试验汤药无效，后来就自己搭配中成药，最终启发俺的是你推荐的补中益气丸。俺的血压高低还与太阳有关，白天正常，太阳落山后就开始高了些。俺琢磨这会不会是晚上中气不足，身体在自救呀。于是我只在早起空腹服一袋补中益气丸，傍晚服一次六味地黄丸，每天感觉肚子很舒服，舌边齿痕明显消下去了。几天后，有了效果，晚上的血压降至高压 145mmHg，低压 80mmHg，睡眠也好了许多。

只是，补中益气丸偏热，改为半袋，还总有口干唇厚感，就吃吃停停吧。也想请懒师傅进一步指点迷津。

首先一定要重点申明一下，补中益气丸不治高血压，它的功能只是补中益气。可是为什么吃了这个血压就慢慢正常了呢？那是因为高血压不是病源，而是症状！是症状而已！而这位作者真正的病因是气血虚。

由于她描述的身体其他状况太少，所以无法再佐证她气血虚的问题，但是从齿痕舌和吃了补中益气丸有效可以看出，她的高血压就是气血虚造成的。而且从她血压高的时间推断，她是在傍晚，也就是肾经运行时（17：00—19：00）血压升高，应该是比较典型的肾气虚。这种血压高确实是身体自救的表现，因为气虚推不动血液流动，所以必须增加血压才行。

六味地黄丸是治肾阴虚的，所以吃了这两种药以后，作者会感到非常舒服。只是补中益气丸确实偏热性，里面的党参、黄芪和生姜都是热性的，各人体质不同，久服确有可能出现上火症状。由于她已经在吃六味地黄丸滋阴了，再加上齿痕舌有一部分原因是脾湿。所以如果她能再用温胆汤泡脚，除湿健脾的效果会更好。

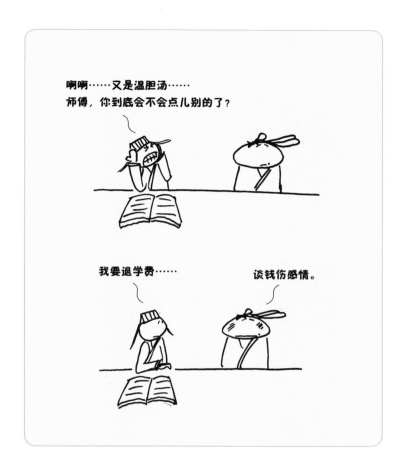

　　这个医案再次说明，高血压本身不是一种疾病，它是身体出现问题后表现出来的症状。如果要治疗，也一定要根据身体整体情况辨证论治。

医案：痛风用乌鸡白凤丸，真的可以！

亲爱的兔子：

非常幸运看到了你的文章并关注了你的公众号，还当了个朋友圈的传播者。

我从小生病了都是吃西药，家里没有中药罐子，只有儿子小时候生病时公公婆婆带他看中医，到我手上还是西药。这其实是因为我对中医一点也不了解，以至于一个瑰宝在那里没去发现。直到自己也已经四十岁，父母也更加衰老，身体这个病那个痛，很想能够帮助父母减轻病痛，可是无从下手，然后就在朋友圈里看到了你的文章，于是便第一时间关注并推荐给朋友们。

在你的文章里看到你提到了罗老师的书，我就买了回来，开始拿老妈当小白鼠。老妈常说睡眠不好，看到你推荐的玉灵膏，立马买了回来给她。结果她说晚上很好入睡了，半夜起夜也少了，大便也正常了。但因为她有糖尿病，不能多吃，所以吃了一盒就停掉了。

另外，昨晚发生的一件事是促使我写邮件的原因。昨晚我爸打电话告诉我说，他昨天早上回家腿非常疼，他有痛风。在我妈吃玉灵膏与三七西洋参粉有效果时，我也跟我爸介绍了罗老师书里写的痛风可以吃乌鸡白凤丸，他说这是女人吃的，当时他腿没有痛，我说在没痛时先吃啊，你尿酸高。他不吃。结果不知是不是为了配合我学中医啊（哈哈），昨天他就痛了，然后立马让我妈去买了乌鸡白凤丸。昨晚我爸给我打电话，说腿痛好多了。以前他都是去一个诊所打个什么针，医生不说是什么针，所以我们边打，心里也是边没底。自从认识了您，中医开始改变我的生活。我现在已经开始自学中医，希望未来可以帮助到更多的人。

下面我们就好好聊一聊什么是痛风。

中医认为痛风的主要病因是外邪侵袭、脾胃虚弱、饮食不节。如感受湿热之邪，或寒湿之邪化热，闭阻经络关节而致病。意思就是由于长期吃肥甘油腻的食物，伤害了脾胃功能。而脾主运化水湿，脾虚导致了湿浊无法代谢。瘀积于下，日久化热，阻痹经络血流运行而病痛。

所以痛风的病机一般认为有两个：一为脾虚；二为血瘀。那些在西医里被定义为嘌呤比较高的食物，其实本身都是寒性很大的食物，吃下去以后下肢会因为寒湿而增加血痹的程度，血流不通而产生剧痛，尤其是以夜间为甚。所以此时的治疗思路应该以温补肾阳、除湿清热、滋阴养血为主。

再来看看罗大伦老师介绍的乌鸡白凤丸。它的主要成分除了乌鸡养阴清热以外，还有人参、黄芪、当归补气养血，地黄、天冬养阴清热，香附、鹿角胶温补肾阳，川芎、丹参疏肝理气、活血化瘀。

罗大伦老师的建议是：在痛风急性发作时，可以服用同仁堂的龙胆泻肝丸（现在用的都是白木通，很安全），迅速缓解疼痛。然后再服用乌鸡白凤丸来进行后期治疗。一般乌鸡白凤丸半个月为一个疗程，几个疗程后去医院检查一下，血尿酸正常后，再巩固一下就可以了。

他认为乌鸡白凤丸的治疗思路就是针对脾肾不足。如果是其他原因引起的痛风，可能就需要根据个人体质重新辨证用药了。

另外一定要改变一个观念，乌鸡白凤丸不是女人的专用药，里面没有一味药是专门针对女性的，男人完全可以用。

06

一

懒兔子，你好！

　　故事是这样的，我有个美国阿姨，住在明尼苏达州。美国的北方非常寒冷，她因为常年的劳动而诱发心脏病，美国医生给她装了心脏起搏器，可是她一直都有脾胃虚弱的问题。这几天，她回广州探亲访友，广州的气候湿热，她马上就开始小便不利，而且全身浮肿，不断地咳嗽。我以前看过懒兔子的文章，知道五脏六腑都可以引起咳嗽，我就猜到她的脾胃虚弱再加上湿热的气候，让她一度湿阻，这咳嗽十有八九是因为脾胃。她还说自己有哮喘的问题，虽然不是很严重，我想脾胃虚弱一定会影响肺，脾是肺之母。当时我就想懒兔子的读者中有人介绍过参苓健脾胃颗粒，这个药我也吃过，所以一直研究它的方子。里面的北沙参就是针对肺的，补肺气，其他的大都是针对脾胃的，补脾健胃等。于是我就送了一盒给她，结果她就喝了一包，当晚睡得很香，而且早上大小便马上通畅了，也不再咳嗽了，她很高兴，大大地表扬了我一通。

所以辨证真的很重要，不过找对药方子也非常关键，这是我自学以来难得的一次"歪打正着"，谢谢懒兔子。

说到咳嗽，真是算病不是病，却常常很难治疗，一般拖上三四个星期，发展为肺炎或者诱发哮喘的病案比比皆是。所以能准确辨证，快速治好咳嗽实在是件了不起的事情。

文中说到，广州天气湿热，这位阿姨自来了以后就全身浮肿，这是典型的脾湿症状。湿热导致肺气上逆，变为咳喘；肝气郁结，疏泄失职，变为小便不利。药性和病症分析得都很对，所以作者不是歪打正着，而是辨证准确。

她用了完全不是止咳的药治好了咳嗽，治好了二便，这就是中医辨证论治最好的验证。如果找不到湿热这个根本病源，这位阿姨不但要到医院挂呼吸科看咳嗽，还要挂泌尿科看小便，说不定还要去验血，做个 CT 什么的，查一下身体浮肿的原因。而中医是把人当作一个整体来看的，整体辨证，就很容易发现病源了。

二

兔子：

以下是我看了您的文章之后，自己用温胆汤治好了湿疹的过程，希望对别的朋友有所帮助。

3月初旅游回来之后，我觉得阴部湿痒，遂到诊所看。之前有过去医院看的经历：各种检查之后就是许多栓剂配合口服药物，治疗过程既长而且痛苦。诊所医生（西医）的建议是：洁尔阴清洗外阴，配合制霉菌素灌洗。

回到家逐字读了您的文章之后，放弃了西医治疗方法。根据自己的症状：口干、偏头痛、偶尔失眠、牙龈肿疼、胃胀、手脚冰冷等症状得出心火上炎、脾湿等结论。也不懂怎么辨证，反正脾湿先调脾胃。抄了温胆汤的方子，药店里缺陈皮（叫我用橘皮代替）、制半夏（给了水半夏）、竹茹（自己现去采的鲜竹茹），七拼八凑，总算凑齐了，因着药不正，到底没敢喝，最后决定用来泡脚。用八宝粥（超市称的八宝米，自己熬的粥）代替米饭，开了几包藿香正气颗粒（配方为：广藿香、紫苏叶、白芷、白术、陈皮、姜半夏、厚朴、茯苓、桔梗、甘草、大腹皮、大枣、生姜），因想着温胆汤里的几味药都在，暂时用这个来代替一下。喝了两天粥，吃了两天药，泡了三天脚，阴部湿痒的症状完全消失了，但是胃胀的症状还有。

以上就是我用中医的方法治好了湿疹的过程，希望对症状与我相似的朋友有一点点帮助。

哈，这个医案可以算作是半个"歪打正着"。因为没有舌图作为参考，只看作者的描述，应该是有脾湿引起的上热下寒。在黄元御先生的医案中，对于这种上热下寒的病症，他也就是用除湿这一个办法而已。他认为，只要人体的湿气一除，再稍微帮着调整一下气机，这个人体的圆圈就自动转起来了。

所以作者用温胆汤先除湿热，一点儿没错。阴道炎或者阴道湿疹，其实就是湿热下注的表现。只是她用了藿香正气颗粒辅助治疗，值得商榷。因为藿香正气颗粒可解表化湿，理气和中。对于脾胃寒湿型感冒效果非常好。文中作者并没有受寒的症状，所以**如果治疗因湿阻而引起的胃痛或者胃胀，推荐香砂养胃丸。**

香砂养胃丸主治胃阳不足，湿阻气滞所致的胃痛、痞满，症见胃痛隐隐、脘闷不舒、呕吐酸水、嘈杂不适、不思饮食、四肢倦怠。

如果作者用这个配合温胆汤，也许会更好一些。另外温胆汤里所有的药材都建议在正规药店购买，因为所有的药材都是经过特殊工序加工制成的，药性和新鲜的药物会有所不同。

再次感谢两位作者的无私分享。希望越来越多的人可以自我疗愈。

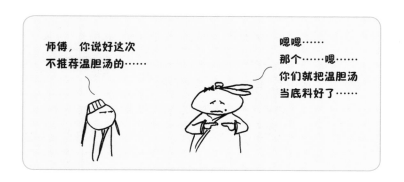

师傅，你说好这次不推荐温胆汤的……

嗯嗯……那个……嗯……你们就把温胆汤当底料好了……

医案：肺炎的治疗

兔子，你好！

　　我终于也可以写一个医案了。事情发生在我儿子身上，起初只是有一点儿咳嗽，并不严重，我也没在意，咳了几天以后，变成咳嗽之后会干呕或吐，但也只是咳几声。从幼儿园回家的路上说走不动，想让我抱，我发现他舌苔白厚腻（以前舌苔就是这样子的，我以为是积食，焦三仙用了六七天也不见效），于是我带他去了儿童医院，因为不想给他打针，所以特意挂了中医科。

　　看病的人真是不少，需要排队，我想，现在这么多人认可中医了，真是件让人高兴的事。可当我看到排在我前面的好多病人，医生都让他们打针时，心里顿时凉了半截，这就是挂着中医科牌子的西医啊！

　　轮到我们看了，先听了听，说像是肺炎，让我们抽血、拍片，一通弄完后告诉我们是肺炎，让我们打针。我说不想打针，医生说："那你先吃药观察观察，不见效再打针，孩子病得挺重，打针会好得快些。"我坚持没打。

回家查了书进行辨证，感觉既像痰浊壅肺型又像阴伤燥热型，分不清不敢乱用药。没办法，第二天起个大早去我们当地一家看小孩比较有名的中医大夫那里挂号（去晚了就没有号了，每天只看一上午30个）。

看过之后还是肺炎，让拔罐吃中药，三天之后复查，遵医嘱吃了三天药加上拔火罐，还是咳。之后复查，让再吃三天药同时做雷火灸。于是又给孩子吃了三天药并做了三次雷火灸，可还是没完全好，只是咳的频率低了一些。

又到了去复查的日子，结果因为去晚了没挂上号，当天就没看上。可孩子还是咳得要吐，也不能硬挺着呀！于是只好找出兔子文章对应症状：身体乏力，舌苔白厚腻，他自己总说热，还是纠结到底是痰浊壅肺型还是阴伤燥热型？最后决定两种药都买，先吃三子养亲茶和二陈丸，要是不好再用养阴清肺膏（这时真是觉得自己才疏学浅）。

可是跑了好几个药店都没买到三子养亲茶，只能光吃二陈丸了，一次半袋，一天两次，吃了大概4天，就不咳了，我怕身体里的外邪清不彻底就又吃了两天。至此肺炎痊愈了！自己买中药花了不到20元钱，之前跑了两家医院折腾了将近1000元钱结果还没好，这时想起了兔子的话："学好中医能省多少钱呀！"真是真理呀！

在这之前我还用桔梗元参汤治好了儿子的鼻炎，用乌梅汤治好了我先生的口腔溃疡等简单但又很困扰我们的疾病。中医真的很神奇，只是自己知识太少了，很多时候还是分不清症状，不能准确辨证，需要学的知识太多太多，需要走的路还很长很长，但幸运的是我已经开始学习中医了。至少在身体出现问题的时候又多了一种选择，而不是医生说什么就是什么。最后希望学习中医的人越来越多，祝大家身体健康！

肺炎这个问题，真的是很常见。我周围有很多孩子都因为肺炎住过院，甚至还有很多大人也因此住过院。

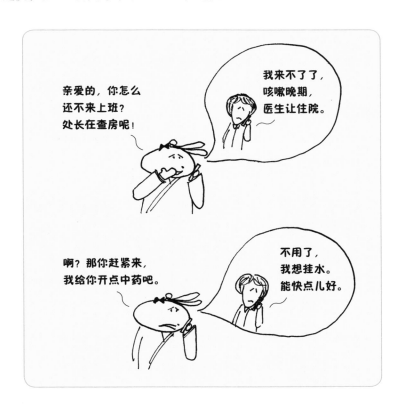

但事实上我这个同事因为肺炎在医院住了 10 天，回来也没好透，断断续续地一直在咳嗽，我让她改吃中药她也不肯，就这么拖着咳了好久……抗生素治疗，一点儿也不快啊。

其实咱们中医有好多治疗肺炎的办法，尤其是在肺炎初期，只要准确辨证，疗效就很好。下面，我就借着医案给大家详解一下"痰浊壅肺型"和"阴伤燥热型"肺炎的区别。

痰浊壅肺型的症状为：喘咳痰鸣，痰多而稀，周身酸楚乏力，胸闷，舌苔白厚腻，脉沉但按之有力。

回看文中作者对孩子症状的描述：浑身没力气，要抱抱；舌苔白厚腻。这两点就是比较明显的痰湿症状。

可是为何后来孩子会感到内热呢？那是因为连续进行了 6 天的艾灸治疗，而且后三天还是雷火灸，怎么可能不内热呢？要知道湿是热的载体，湿不除，热就会积聚。

三子养亲茶是三子养亲汤的中成药，但是很多药店都没有，所以如果有需要也可以自己熬制。

> **三子养亲汤：**
>
> 白芥子、紫苏子、莱菔子各9克。水煎服（方剂来自《韩氏医通》，剂量仅供参考，请在医生指导下用药）。

TIPS

这种药的功用主要是温肺化痰，降气消食。主治痰壅气逆食滞证。症见：咳嗽喘逆，痰多胸痞，食少难消，舌苔白腻，脉滑。

二陈丸是二陈汤的中成药。

TIPS

二陈汤：

　　半夏、橘红各15克，白茯苓9克，炙甘草4.5克。水煎服（方剂来自《太平惠民和剂方局》，剂量仅供参考，请在医生指导下用药）。

功用为燥湿化痰，理气和中。主治痰湿证。症见：咳嗽痰多，色白易咯，恶心呕吐，胸膈痞闷，肢体困重，或头眩心悸，舌苔白滑或腻。

对比以上药品的功效和主治，其实就已经可以非常明确地判断出，文中孩子是典型的痰浊壅肺型肺炎了。所以即使没有三子养亲汤，单用了二陈丸效果也很好。

那阴伤燥热型肺炎有什么特点呢？主要就是身热、口干、干咳胸痛、痰黏难出，舌质红而干，无苔或者苔黄。

这种肺炎是由肺阴虚导致的，会发烧，有各种热证。另外舌苔也会干黄或者无苔。此时就要用有养阴清肺、解毒利咽功效的养阴清肺膏了。

肺炎的发展很快，急性发作的很多，如果不能准确辨证用药的话，还请一定要及时就医，等病情控制住了，再在医生的指导下用药。只是很多时候，我们可以选择用中药治疗，因为如果对证，中药的疗效一点儿都不慢啊。

再次感谢作者分享。

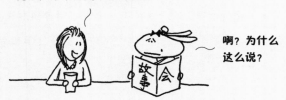

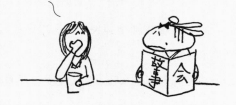

糖水甘草、乌梅汤和桔梗元参汤

自从今年年初开始跟着兔子，我就愉快地行走在中医的阳光大道上，再没有去麻烦过西医。

我有鼻炎，西医说是过敏性鼻炎，说是我遗传给了我家妞妞。直到关注了懒兔子的公众号后才知道，所谓鼻炎，不过就是肺上那点毛病，几服药对症调理下来也就好了，哪有他们说的那么玄乎。我家妞妞每次感冒的征兆都差不多，就是流鼻涕、咳嗽。

回想时间，也就是周五，这天阳光明媚，晒得大地金光闪闪，从学校接妞妞放学回家，愣是眼巴巴等到下午6点过，太阳不再那么耀眼了，才敢出门赶车回去看妞妞的爷爷奶奶。大概是因为回家的心情太愉快，一路上妞妞对着拂过头发的过路风表示相当舒坦。晚上困倦入睡，并且时不时踢开盖在身上的凉被。我给盖上，她再踢开……就这样不知道大战了多少回合，终于我不胜体力，睡着了。这一觉睡到第二天凌晨4点钟左右，妞妞就开始剧烈地咳嗽，一声接一声，咳得她自己都难以再入睡，咳得睡在她身旁的为娘我都实在听不下去了。记得兔子说过，这个点儿正是肺经当令的时候，如果这个时候不能安然深睡……肺气不能很好地肃降，会因为咳嗽或者呼吸困难而醒来。此时小妞妞的这个症状正中招啊！

可是，想想家里也没备啥对症的药（西药不列入考虑范围）。恰巧，昨天兔子刚好在微信公众号里面聊到"糖水"，冰糖、白糖，这个家里有！速速下楼给小妞妞冲了一杯甜甜的糖水，她可喜欢可喜欢地喝完了。又想到前几天自己咳嗽，泡过甘草陈皮冰糖水喝，陈皮没有了，甘草好像还有几片。再次速速下楼给妞妞泡了半杯甘草冰糖水。这个味道没有纯糖水好，小家伙挑嘴，没喝几口。说也奇怪，喝完之后，真的就咳得不再那么剧烈了。她起来小便后回到床上，继续乖乖睡觉。这一觉睡到早晨7点多，再一次在踢被子后的咳嗽中醒来。

已是明亮的早晨，小妞妞的爷爷奶奶做好面条喂她，见她咳嗽得如此厉害，并且此时已开始伴有清鼻涕，便执意让我带她去看医生。哎哟，没办法，隔代更亲，爷爷奶奶疼爱孙女就是小心翼翼。我因为不敢不从，只好带着小妞妞速速回到市区居住的家里。毕竟在他们的眼里，我的中药方只不过是他们口中的"切方（偏方）"而已，虽然前不久，我也曾在他们面前用"切方"把自己的重感冒治愈了。但他们对我这个"蒙古媳妇儿"，仍然心存疑虑。

我在回去的路上，顺便买了几元钱的乌梅，到家放了十来颗在电饭煲里，就着冰糖煮上。再拿出家里的常备药"桔梗元参汤"熬上，带着小妞妞愉快地出门买菜去了。等我们回来，乌梅汤已经煮好了，趁热盛了小半碗给妞妞喝，然后再把"桔梗元参汤"头道滤出来，给小妞妞喝了那么一大口。就这样吧，让她自个儿找乐玩儿去。我再接着把"桔梗元参汤"的二、三道熬好，掺进头道。

午饭过后，小妞妞终于没有再被剧烈的咳嗽折磨，美美地睡了一个午觉。醒来的时候，我已把美味的酸梅汤装入她平时喝水的保温杯里。酸酸甜甜，想喝就喝。晚上，睡觉之前，我用熬好的"桔梗元参汤"兑入热水，给她泡了十多分钟的脚。这个夜晚，妞妞睡得特别香。没有咳嗽困扰，鼻孔进出气顺畅，好呼吸、好睡眠，一觉到日出。这个清晨（已是这周最后一天），她起床后吃了三个蛋白（对待白水煮蛋，这小妞从来只吃蛋白），一个香香的粽子，最后再来点酸梅汤和桔梗元参汤，真是一个快乐的周末之晨。话说这天妞妞基本上就没怎么咳嗽了，清鼻涕还在流着，但相比昨天，也明显有好转的迹象。

又到了周一，收拾好书包，带上娘亲给你准备的爱心酸梅汤，高高兴兴上学去吧！走之前一定是不忘来一大口桔梗元参汤的。晚上回来跟之前一样，接着泡脚，然后美美地睡觉。转眼周二，清鼻涕基本上赶回老家过端午去了。此时，把桔梗元参汤停了。兔子说过，要给身体一个恢复期来自愈。星期三，学校庆祝完端午节，带着我已经痊愈的小妞妞踏上回娘家之旅。陪着小妞妞喝乌梅汤的这几天，我发现自己的睡眠质量明显比以前要好。

兔子说过，乌梅味酸，性收敛，不但能降飘浮的虚火，还能大补肝气。

在此，特别感谢中医，如若不是，我们现在还在用各种感冒药、各种抗生素，对付平常的鸡毛蒜皮的小感冒。

在此，也有个小小的疑问：我们平时感冒流清鼻涕，都可以用这个"桔梗元参汤"的方子来治吗？我在给我家小妞妞用这个方子的时候，药量控制得比较轻，而且药汁多数是用来泡脚的。

先说一下熬药哦。我看的所有的古医书上，医生在药方熬制上都会作说明，但是从张仲景的《伤寒论》到黄元御的《四圣心源》，**没有一个医生说要将药熬两遍，然后兑在一起喝。除非是一些非常特别的药，医生才会专门注明要煎两遍。**

民国时的彭子益最反对药煎两遍，他说每个药方在配药时都是有一定的比例的，煎煮一次药性最好。如果再煎，有些药的成分就已经没有了，会导致药的比例失调，**所以经方都是煎一遍就好。每次多加点水，直接煎成两碗，早、晚分服。**

现在的中医特别喜欢嘱咐病人，一定要分煎两次，那是因为他们开的方子太大了，动辄二三十味药，这在经方里几乎是看不到的。这么多药一次是煎不透的啊，所以才要煎两次，可是经方就不用，一般也就6～8味药，倒在锅里一点点，煎一次就足够了。

下面说说她讲的这个桔梗元参汤。黄元御先生在《四圣心源》中专门有一篇写的是"鼻病"，并且给出了四个药方。如下：

TIPS

桔梗元参汤（治鼻塞涕多者）：

　　桔梗三钱（9克），玄参三钱（9克），杏仁三钱（9克），橘皮三钱（9克），半夏三钱（9克），茯苓三钱（9克），甘草二钱（6克），生姜三钱（9克）（方剂来自《四圣心源》，剂量仅供参考，请在医生指导下用药）。

TIPS

五味石膏汤（治浊涕黏黄者）：

　　五味一钱（3克），石膏三钱（9克），杏仁三钱（9克），桔梗三钱（9克），半夏三钱（9克），茯苓三钱（9克），玄参三钱（9克），生姜三钱（9克）（方剂来自《四圣心源》，剂量仅供参考，请在医生指导下用药）。

TIPS

黄芩贝母汤（治鼻孔发热生疮者）：

　　五味一钱（3克），黄芩三钱（9克），柴胡三钱（9克），芍药三钱（9克），桔梗三钱（9克），杏仁三钱（9克），玄参三钱（9克），贝母三钱（9克）（方剂来自《四圣心源》，剂量仅供参考，请在医生指导下用药）。

苓泽姜苏汤（治鼻塞声重，语言不清者）：

　　茯苓三钱（9克），泽泻三钱（9克），生姜三钱（9克），杏仁三钱（9克），甘草二钱（6克），橘皮三钱（9克），紫苏叶三钱（9克）（方剂来自《四圣心源》，剂量仅供参考，请在医生指导下用药）。

　　注意：方子中的生姜，就是自己家做饭用的生姜。把药用大火煮开，小火再煎20分钟就可以了。在关火前5分钟，放入生姜。煎半杯的意思是不用服用太多。切记，**治肺部以上的病，用药要轻，孩子用的话就再少一些，这样药性轻盈才能往上走。**不要误以为药喝得多、喝得浓才好。

　　黄先生特别注重祛湿，从他对病情的分析来看，90%的病都来自脾湿。身体圆运动的概念是他提出来的，他认为脾湿后，脾气不升，导致胃气不降，身体的圆圈不转了或者转不好了，这就是万病的根源。

　　因此他分析鼻病的时候也强调，脾气不升、胃气不降，圆圈不转导致了肺气上逆，肺开窍于鼻，才会出现各种鼻病。所以这四个方子里，有三个都用了茯苓祛湿。主要思路就是在祛湿健脾的同时，用半夏降胃气，给肺气下降的通路，然后再用桔梗、杏仁等药降肺气。

　　桔梗元参汤里的桔梗、玄参（也叫元参）、杏仁、橘皮都能入肺经，可降肺气、清肺经，生姜有解表散寒的作用，所以用来治疗流清鼻涕的感冒完全可以。也可以在此方中再加入紫苏叶9克，加强解表宣肺的功能。

小朋友吃药确实是个问题，中药用来泡脚效果一样很好，因为脚底经络吸收药性的能力也很强。这位妈妈只用了很少的中药就治好了孩子肺部的病，一是因为用药轻盈，二是由于方法得当。

再次感谢作者的分享。

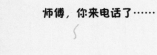

师傅，你来电话了……

拿过来。

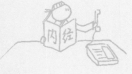

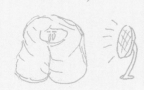

①

兔子，我儿子又感冒了，你上次让我买的药，药店没有了！

啊？什么药？

②

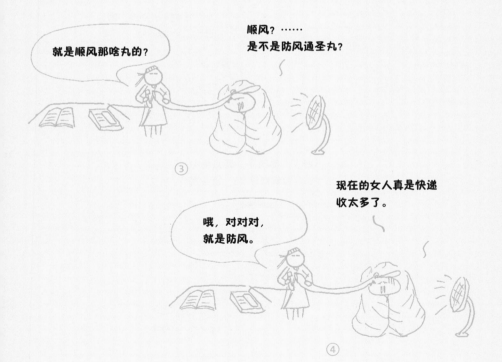

你应该跟医生说什么？

到了医院，

我们先来做道简单的算术题吧。

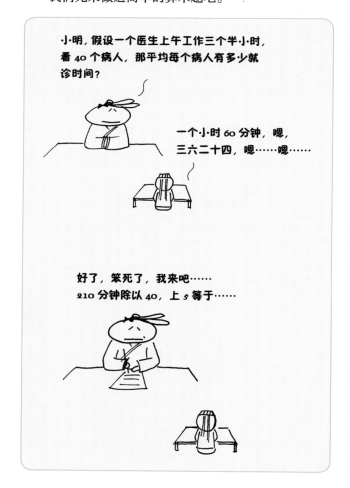

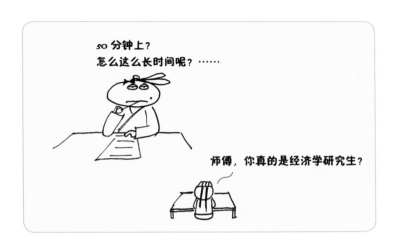

算了，我们还是直接假设一个病人的时间是 5 分钟好了。也就是说，从医生问诊到病人表述病情再到医生确诊后开出药方，这些动作必须在这 5 分钟内一气呵成。

那么问题来了，想要在这么短的时间内，让医生最准确地找到病因，并开出对证的药方，关键在哪里？

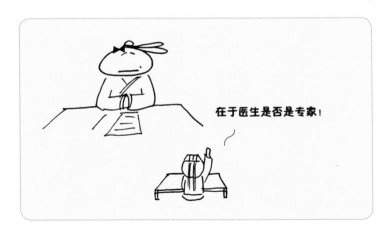

错！在于病人对病情的表述上。

中医看病，没有化验单，没有检查报告，靠的就是四诊合参。舌脉诊确实是一个重要的参考方面，但最主要的就是靠病人清楚地表述症状。

每个病人的时间都非常有限，由不得你从头到尾细细地描述，虽然你有一肚子的话要讲，但是医生也没有足够的时间和耐心听啊。你必须学会抓住主要问题，在最短的时间内，给医生最有效的辨证依据。这样，不但可以提高就诊效率，最重要的是，可以提高辨证的准确率。

打个比方，我最近在跟医生坐诊时就发现，有的病人一坐下来，就不停地说自己想哭，难受，然后扯七扯八地讲自己看了多少医生，吃了多少药都没有好。抱怨自己有多倒霉，病了这么久都不见好转……

讲了好几分钟，真正有效的内容很少，也没有讲清自己的主要症状是什么，自己来究竟想解决什么问题。

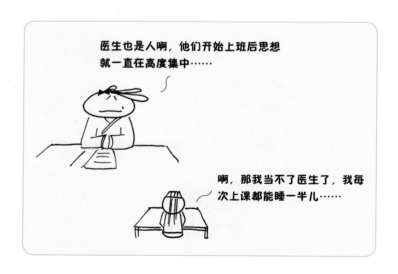

而医生一天要面对那么多的病人，说不定自己早饭还没吃，早上也没来得及大便，有好几个重要电话也没时间打，心里正郁闷着呢，你在这里喋喋不休地说一些没用的，真是急死人了。

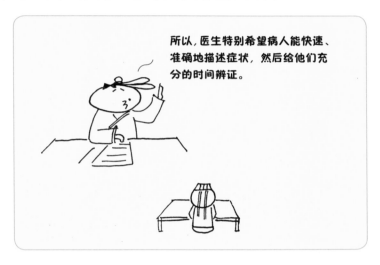

好了，如果想达到上面的效果，就请你一定要记住下面的内容，这些就是中医医生必须要问的十个问题。如果反过来，咱们把它变为十讲，那就太有效率了。

1. 讲寒热

是怕冷还是怕热，或者是又怕冷又怕热，或者是上面热下面冷，或者是头面部热四肢冷，或者是胃部怕冷但是心烦热……只要有能感受得到的冷热情况，都需要讲。

2. 讲汗

爱不爱出汗，出汗多不多，出汗的时间以及出汗后的感受。

3. 讲疼痛

身体是否有疼痛，如果有，疼痛的部位在哪里？是持续疼痛，还是偶尔疼痛？是固定部位疼痛还是窜痛？疼痛到什么程度？有没有明确的引起疼痛的原因？比如吃了凉食导致腹痛或受了冷风会头痛，等等。

4. 讲头身胸腹不适

只要有不舒服的地方，一定要告知医生，从头开始想，一个个往下讲，比如女性经常会有经前的乳房胀痛；男人喝酒后，经常会胁下疼痛等。脾胃不适的人，一定要说清楚具体的症状，是腹胀还是腹痛，是按压痛还是疼痛拒按，是胃中嘈杂还是泛酸等。

5. 讲耳目

这点老年人必须注意，因为老年人耳目功能都会出现退化，很多人都会忽略不提。其实耳聋、眼花都是辨证的依据。比如眼睛干涩模糊就是血虚，耳聋有可能是肾虚。

6. 讲睡眠

好多人常年睡眠不实、入睡困难，慢慢地就习惯了，也不觉得这是个问题。其实睡眠很重要。入睡困难，可能是肝胆经有热；凌晨3点左右就醒来，可能是肺气不降；梦多是阴虚或者气虚；入夜后烦躁发热，有可能是瘀血……因此，睡眠情况一定要讲。

7. 讲饮食口味

口渴不渴，爱喝水吗？喜欢喝凉水还是喝热水？平时爱吃什么，常吃什么，食量怎么样？口味如何？有什么明显的偏好？这些都很重要，尤其是饮水部分，可以判断很多问题，比如是否有痰饮，是否阴虚。

8. 讲二便

小便多吗？颜色是淡是黄，还是有泡沫？大便能保证一天一次吗？是干还是稀？如果便秘的话，是从什么时间开始的？不要不好意思跟医生说这些，在医生耳朵里，你吃什么和拉什么，都只是判病的线索而已。

9. 讲经带

月经怎么样？来的量多量少？经血的颜色、周期。"大姨妈"离开时是很爽快，还是淋漓不尽？白带颜色、味道、量的多少。这些都是判断下焦寒热的依据。

10. 讲小儿

由于小孩儿无法准确地表达自己的症状，所以带孩子就诊时，家长就要告诉医生孩子出生前后母亲的身体状况，孩子是否有接种和传染病史以及发病的原因等，以便医生做出综合性的判断。

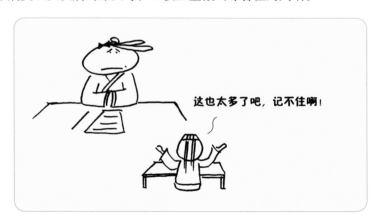

这也太多了吧，记不住啊！

比较方便的办法，就是在候诊的时候，自己先对照这些问题，把情况一条条地列出来，然后进去时直接念给医生听。这些问题即使是正常的，也要告知医生，比如二便，比如饮食。

这样，医生在短时间内就收集到了很多有用的信息，他就有时间再针对性地提一些补充问题，对于准确辨证会非常有帮助。

跟了医生坐诊后，才真的体会到为医者的不易。单就从体力上来讲，医生这个活儿真的算是强体力劳动了。脑力劳动，更不可计。

我跟诊的两位医生，一位80多岁，另一位50岁左右，上午一般坐诊时间是5个小时（早上8点就开始接诊，到了中午1点才下班）。下午2点开始上班，坐诊时间是4～5个小时，其间，他们不喝一口水，不上一次厕所，中途没有看过一眼手机……这和任何一个行业的劳动强度比，都不差吧。

所以我们要自学中医，一方面不要再给人满为患的医院增添负担了；另一方面，即使就医，我们懂点中医知识，也可以有效地帮助医生提高效率。

这十问，还请收藏。

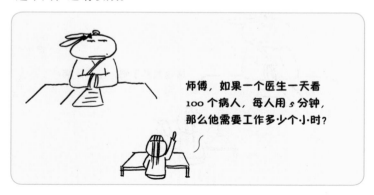

师傅，如果一个医生一天看100个病人，每人用5分钟，那么他需要工作多少个小时？

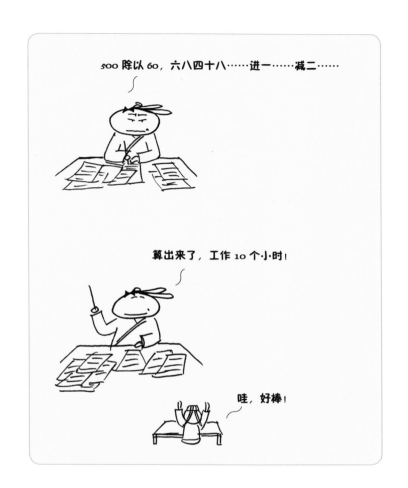

我数学这么好，要不要再开个公众号普及数学呢？

去医院检查什么毛病都没有，

可是你却病了，这是怎么回事儿？

那天接到一个好久没见的同学的电话，激动地寒暄了几句人生大道理后，她一个急转弯，问我："如果到医院检查什么问题都没有，但是自己感觉很不舒服，这到底算不算是生病了？"

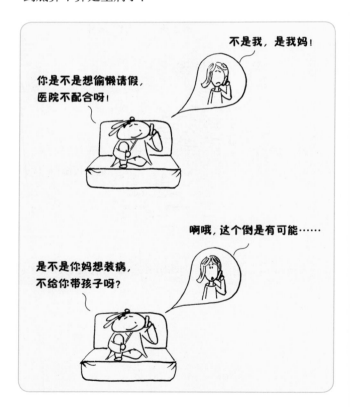

我这个同学的妈妈到底怎么了呢？就是浑身不舒服。一会儿头晕目眩，一会儿胃胀、胃痛，一会儿又胸闷气短，一会儿又看着她就来气。反正有各种说不出的难受。

　　然后我这个同学呢，就带着老妈去医院做了各项检查，从头到脚，连带着妇科 B 超。可是里里外外、上上下下都查遍了，什么器质性的病变都没有，各项指标正常，好歹血压高也算意思一下啊，也没有。一点余地都不给，医院只能表示没办法了。

　　那怎么办呢？医生说，要不等到更严重的时候再来吧……这……就等于非得是重病才能治了。

　　虽然啥也没查出来，但是这位阿姨回家后，还是各种难受啊，吃不下、睡不好，心情烦躁，还便秘。

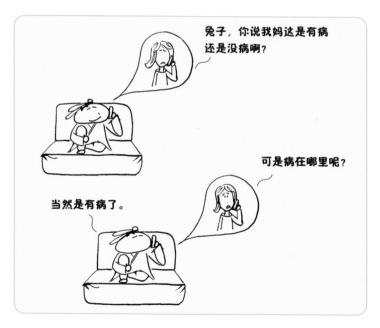

病在气。

中医治病讲究的是症状，和检查无关，也不看指标。即使你在医院检查了没问题，可是只要有症状，中医就会认为你生病了——所有的症状都是身体在向我们发出预警信息。

这时候就要辨证论治。为何这位阿姨做什么检查都正常，可她依然非常不舒服？这说明她的病是出在仪器检查不出来的地方，比如气。

一个健康的人，无非是一身气机周流。气推动血行，气输布津液。可是如果气滞了、气郁了、气陷了、气虚了、气逆了，都会导致身体出现这样或者那样的问题，也就是症状。当情况不严重，还没引起器质性变化时，现代医学仪器当然是检测不出来的。

这个，也许就是很多人觉得中医玄乎的地方吧。

那这种气的病，中医是怎么知道的呢？当然不是看出来的，中医的眼神也没那么好使。中医是诊出来的。

比如问症状。这位阿姨主要症状为**胸闷、呼吸不畅，经常饭后胃胀、胃痛、还会泛酸，心情烦躁，睡眠不好，常常头昏脑涨**。便秘已经成了大问题，吃了很多种药效果都不好。看了舌头的照片，胖大有齿痕，舌苔白腻。

我让同学帮着把了脉，脉相为轻按弱，中、重按都粗而有力。说明病在里，而且为实证。

什么郁了？很多人都郁了。

心情烦躁，爱生气，睡眠不好，此为气郁；胸闷气短，气机不畅，还是气郁；饭后饮食不消化，胃胀胃痛，嗳气泛酸，此为食郁兼火郁；头昏脑涨有可能是气郁，但也有可能是血郁。舌苔白腻，可能是湿郁。

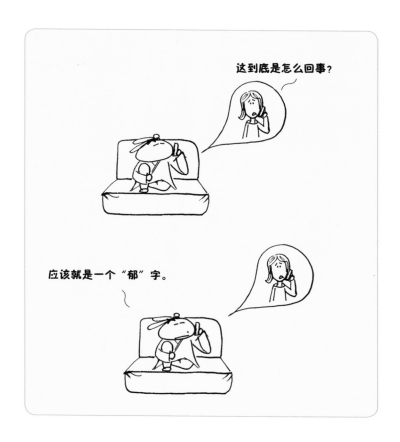

　　总之，所有的症状交集在一起就是一个字："郁"。

　　为什么会造成这么多郁？其实归根结底在气郁。当气机不能畅行时，肝气就不能正常疏泄，就会引起肝气郁结。胃气不能正常下降，就会导致胃气上逆，食物郁在胃部，郁久化热，必然出现火郁。

　　胃气上逆导致肺气无下降的通路，气郁在胸膈，所以胸闷气短。脾气虚弱，不能很好地代谢水湿，就会引起湿郁。气为血之帅，气滞则血停，于是出现血郁。

好了，案子破了。就是现在家庭地位日益高涨的老年妇女常见的，以看老公不顺眼，带孙子身累，看女儿心烦，看女婿更来气为典型症状的老年妇女综合征。

而且越是地位高，越是容易气郁——看不惯的事儿太多，要操的心太碎，想控制的事情总失控，郁闷啊……

那用什么药治呢？我给我同学推荐的是**越鞠丸**。越鞠丸是一种行气剂，以前我在公众号里也写过。

越鞠丸：香附、苍术、川芎、栀子、神曲各 6 克，水煎服（剂量仅供参考，请在医生指导下用药）。

功效为行气解郁。

主治：六郁证。症见胸膈痞闷、脘腹胀痛、嗳腐吞酸、恶心呕吐、饮食不消。

方中香附行气解郁，可解气郁；川芎行气活血，可解血郁；苍术燥湿健脾，可解湿郁和痰郁；栀子清热泻火，可解火郁；神曲消积导滞，可解食郁。

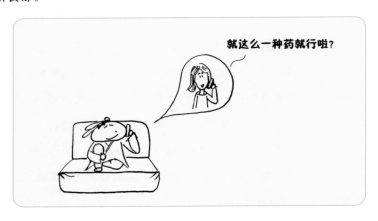

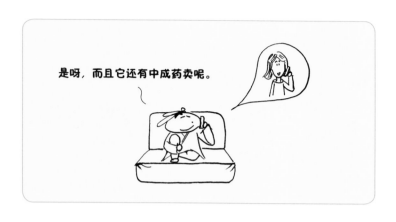

是呀，而且它还有中成药卖呢。

　　说个记载在《方剂学》中，用这种药来治病的医案吧，出自《清代八名医医案》。

　　有一个政府官员，在某个秋天，突然得了便闭证。一开始，只是小便不畅，医生就给他用了五苓散、八正散、益元散这些常治小便的药，可是都不见效。后来医生看他两只手的肾脉都没有了，就用了八味肾气丸滋补肾气，想着肾司二便，补肾应该就能好。可结果呢，小便不仅没好，连大便也闭住了。

　　这时候患者的症状是口干舌燥、心烦意乱、无法入睡。医生一看，大便也秘结了，应该是热证，于是立刻又改用脾约丸、润肠丸。可是疗效甚微，小便虽然一天有十几次，但每次只有几滴，而大便已经10天没排了，肚子胀得又大又硬。

　　这下这位接诊的大夫急了，赶紧约了其他医生前来会诊。大家一合计，觉得这10天不大便一定是里实证，用承气汤（泻下的药）吧。可是呢，用药后大便只排了一点点，而且又出现了一种新症状，就是心腹疼痛。

之后呢？反正各种泻药都用了，而且每日只服清淡的米汤，就这么折腾了半个月，这个便闭证还是没好。

最后家人好不容易请到了一位名医。这位名医过来一搭脉，发现病人两个寸脉沉而有力，关脉缓弱，而尺脉压根儿没有。这说明什么？病在胸膈之上啊。是气郁在上面了，上实下虚。

于是用越鞠丸打底，开了个小方：醋香附3克、苏梗2克、连翘2克、苍术2克、神曲3克、甘草1克、桔梗1.5克、黄芩2克、枳壳1.5克、山栀子2克、川芎2克。

药煮好后病人只服了1杯，就开始嗳气了，又服了1杯以后，大小便就倾泻而下，全是污浊积聚，恶臭难闻，同时出了一身的汗。接着给他服了一碗姜汤，然后这位患者就沉沉睡去了。

这位患者睡醒后感觉肚子好饿，连吃了两碗粥，便闭证就这么好了。后来医生又用了一些养阴的方子给他调理了体质，没多久就痊愈了。

这个看似治不好的病，病机说出来很简单，就是气郁啊。本来人的气机是要全身上下、里外流通的。可是现在气郁在上焦，不但上下不通，里外也不通了。

上焦的气机通畅，下窍的通路才能畅通，道理就跟倒茶要揭壶盖儿一样。

这位名医在越鞠丸里又加了苏梗、连翘宣肺气，桔梗理胸膈之气，上面的气一通，下窍自然也就通了，所以用药后大小便一泻千里。

之前的医生之所以一直治不好这种病，就是因为只用了泻下的药，而没有用通上焦之气的药，当然效果微弱。而里气一顺，表气自畅，患者出了一身汗，就是这个道理。

中医讲病，是不是明明白白、真真切切、有理有据？说不清中医医理的人，其实是自己糊涂罢了。

再看看我那个同学的妈妈，吃了越鞠丸后怎么样呢？好像最近开始催我同学生二胎了，身体好了后，一个孙子不够带，还有很多余力想发挥。

如果你有家人、朋友也有上面的问题，就算在医院检查结果没事儿，他们还是生病了的话，可以试试越鞠丸。在用之前请务必仔细辨证，并阅读药品说明书。对自己负责，对身体负责。

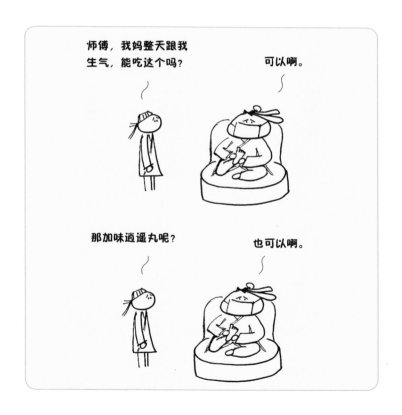

等你妈妈吃完这些药，再看你调皮的时候……

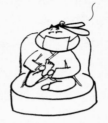

她就不会再生气了！

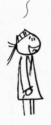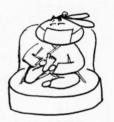

她就会发现，吃什么药都没有用！

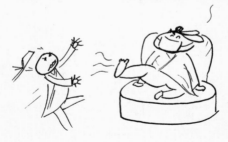

在做仪器检查时，
你可曾知道那些生命不能承受之副作用？

　　这是个最近发生在身边的真实案例，给我触动很大，必须写下来让更多的人警惕。

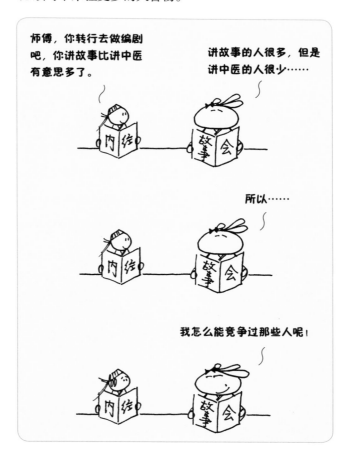

故事的主角是位阿姨，60 岁，家人的朋友。

这位阿姨身体一直不太好，主要是关节疼痛。而这个疼痛追本溯源是因为几年前为了治疗类风湿关节炎，吃了激素和雷公藤多苷片后导致骨质疏松，日久变为关节痛。主要体现在肩颈、胯部、膝踝关节，疼痛到了肩膀无法抬举，腿部无法持续走路的程度，因此平时很少外出，只能居家。

之后为了止痛，只好又吃另一种激素，可是后来发现激素对心脏有影响，就停服。改为长期服用一种外国进口的保健品，补充骨骼钙质。但是效果不明显。

今年元月初，本来就疼痛的左臂突然痛感加剧，之后几天的某个晚上突发心口痛。她当即判断为冠心病，立刻服用了丹参滴丸急救，之后疼痛缓解。她担心是心梗，于是第二天一早即去医院检查。

去了医院即安排住院，其间做了心脏的各项仪器检查。心电图、B超啥的，结果都很正常。于是医生要求做心肺双源 CT。

什么是**双源 CT**？就是通过两套 X 射线球管系统和两套探测器系统同时采集人体图像的 CT 装置。

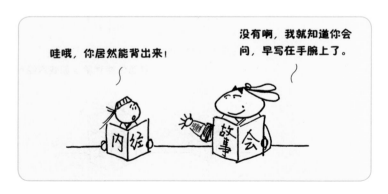

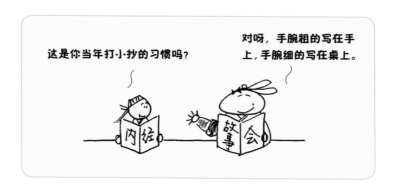

结果出来了，发现阿姨心脏确实有堵塞，堵塞面积为41%，因此诊断结论为动脉血管粥样硬化。而左肩疼痛，其实是心脏的反射痛。

这下总算找到病因了，阿姨和家人都长长地舒了一口气，反正都已经住院了，那就治疗吧。找到病源就安心了，后面都听医生的。

于是在医院里挂了十天水。出院时医生根据情况开了一些药物，其中有一种他汀类药物，叫作可定。这是一种可以治疗高胆固醇血症的药，原因是医生得知阿姨几年前做了胆囊切除手术。

阿姨回家后谨遵医嘱服药，可是很快就出现了严重的全身疼痛以及便秘的症状。这时候才想起来查看可定的服用说明，结果在药物副作用一栏里清楚地写着：

常见：内分泌失调（糖尿病1），神经系统异常（头痛、头晕），胃肠道异常（便秘、恶心、腹痛），骨骼肌、关节和骨骼异常（肌痛），全身异常（无力）。

于是阿姨赶紧停了可定。然而后遗症实在太强烈，身体肌肉关节甚至痛到连床也下不了了，翻身困难，尤其是后腰。家人都很着急，想尽办法帮她，她自己也会一些中医手段，于是找了医用的盐袋，加热

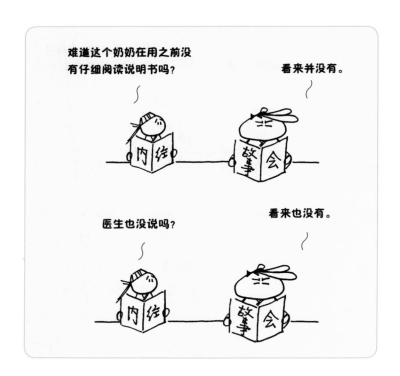

后敷腰。

　　可是没想到，新的问题又出现了！

　　盐袋敷腰后的两天，阿姨的身体上开始出现红色的颗粒疹子。本来以为是盐袋过热上火了，可是在疹子出现两天后，开始迅速地、大面积地暴发——脸上、头皮上、颈部、后背、手臂、大腿根、前后阴、膝盖、小腿……

　　由于疹子呈痱子般大小颗粒状，刺激后就成片出现，奇痒无比，完全无法正常生活，可怜的阿姨一连两天夜里都没合眼。

　　于是赶紧又去医院。这次直接去了皮肤病专科医院，挂了专家号。

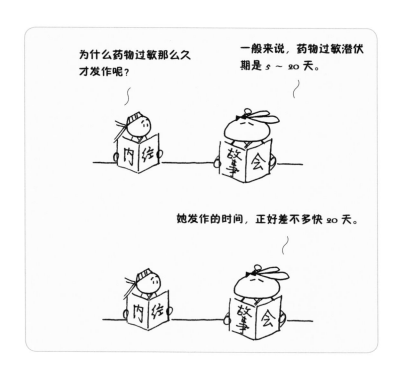

专家很专业，问得详细，当听到她说她之前做了双源 CT 后，立刻判定她是喝了 CT 造影剂引起的药物过敏！

来看下参考文献中的内容：

碘造影剂是目前影像学诊断中最常用的造影剂之一，主要用于选择性心脑血管造影、外周动静脉造影、CT 增强扫描、尿路造影、蛛网膜下隙造影，以及体腔造影等。

近年来非离子型造影剂更为广泛应用于普通 CT 造影检查中。随着双源 CT 在临床中的应用，冠状动脉无创检查应用越来越普遍，然而 CT 冠状动脉血管造影扫描虽可显著提高冠状动脉病变诊断准确性，但在增强过程中所使用的造影剂剂量大、推注速度快，其不良反应率相对提高，应引起临床工作者的广泛重视。

离子型造影剂过敏反应发生率为 6.0% ～ 6.9%，非离子型造影剂过敏反应发生率为 3.7%。

过敏反应的临床表现分为轻、中、重度三个类型。

轻度过敏样反应：恶心、呕吐、流涕，可自行缓解，无须特殊治疗。

中度过敏样反应：呕吐剧烈、广泛性荨麻疹、喉头水肿、心悸，此类型应积极、快速治疗，如激素、肾上腺素、镇静剂等药物。

重度过敏样反应：致命性室性心动过速、喉头水肿、休克，此类型多危及生命，应及时抢救以确保患者生命安全。

对于这种药物过敏，皮肤专家给阿姨的治疗方法是口服枸地氯雷他定片，挂水用药为：**地塞米松磷酸钠、维生素 C**。

可是挂水治疗了两天，效果并不明显。于是把治疗药物换成了甲强龙。甲强龙也是一种激素类药物，属于兴奋剂类。

再看下相关参考文献：

氢化可的松、强的松、地塞米松、甲强龙等糖皮质激素曾经在哮喘的治疗中盘踞重要地位，然而这些药物有较为**严重的副作用**，包括引起骨质疏松、高血压、食欲增加、糖尿病、液体潴留、体重增加、满月脸、性情改变、胃溃疡、股骨非化脓性坏死、下丘脑 – 垂体 – 肾上腺轴抑制、白内障、皮肤变薄、易损伤和肌无力等。

在连着使用了 5 天甲强龙、天晴甘美、韦迪、氯化钠、维生素 C 后，药疹症状开始好转，很多疹子结痂蜕皮。晚上阿姨也终于能安睡 2 ～ 3 个小时了。当时正好有床位，于是安排阿姨入院。

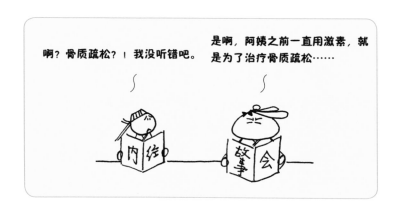

　　医生很负责任，住院后抽了9管血，并帮助阿姨做过敏源检测，以防后续再发生类似情况。

　　又连续挂了7天上述药物后，阿姨的脸部已经基本消肿，疹子也消退了很多，但是，新的问题又出现了！！！——由于甲强龙使用过多，开始连续几天高血压。

　　医生赶紧减激素的量，又配合了其他药物，最终在两天内让血压恢复了正常。

　　截至今天，阿姨的病情总算好转了。后续还会用药治疗，只是不再以激素类药物为主。另外，不知道什么原因，阿姨现在有面部毛细血管扩张的问题，每天早上脸都非常红，必须挂水后才能恢复。不过不管怎样，终于可以准备出院了！

　　然而，一切就真的这样结束了吗？

　　这次的药物过敏，在中医里属于药毒。中医的治法是让毒素发出来，而不是用药压回体内，否则日后必生他患。

　　现在药毒被大剂量的激素短时间压回去了，表面上看着过敏已经被治好，那日后呢？是否会再次复发，或者引出其他疾病？还有，激素的副作用怎么办？再用其他也有副作用的药物继续治疗吗？

那是不是陷入了死循环？

不是说不能做身体检查，只是仪器检查可能会造成的副作用一定要明确告知患者。也不是说不能用激素治疗，有时候严重过敏会引起窒息，必须用到激素急救。仪器检查必要，激素本身无罪，但是在使用时，不能忽略它们有可能会给患者带来的严重伤害。

西医治疗自成体系，它和中医不同，不存在谁比谁更好，可是作为患者，在没有生命危险的情况下，仔细地了解所有药物的毒副作用，很有必要。

为什么在医院我们要签很多字？这是因为，医院在清楚地告诉你，最终能为你身体负责的人，是你自己！！

希望阿姨早日康复。

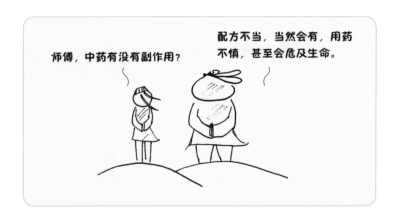

所以，行医者时刻要"如临深渊，
如履薄冰"。

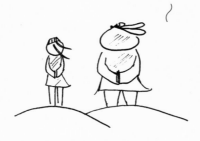

如此说来……
我还是回老家卖凉皮好了。

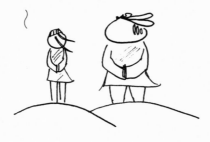

你可知道？

中医里神奇的『左病右治』

中医有很多神奇的疗法，"左病右治，右病左治"就是其中的一种。

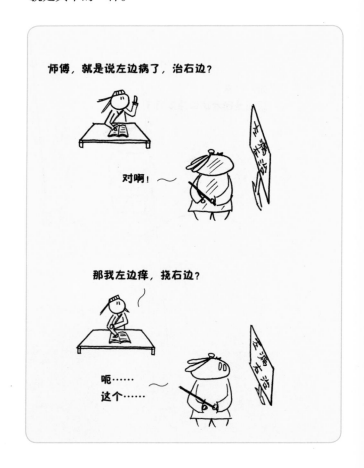

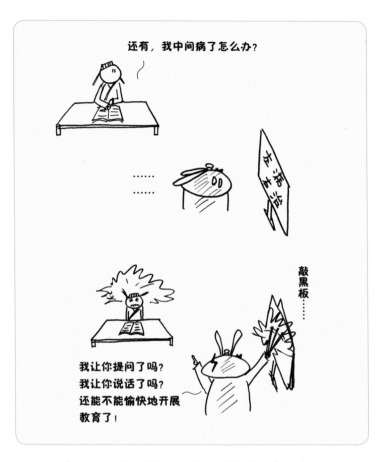

　　"左病右治，右病左治"并不是说所有左边的病都在右边治，右边的病都在左边治，而是主要针对经络针法而言。此外还有上病下治，下病上治。

　　《素问》："气反者，病在上，取之下；病在下，取之上；病在中，傍取之。"《灵枢》："病在上，取之下，刺腑俞也。""病在上者下取之；病在下者高取之；病在头者取之足；病在腰者取之腘。"

虽然《内经》中没有对左右病互治的明确说法，但是由于人体的经络骨骼都是左右对称的，所以一直有"左病右取，右病左取"的针灸方法。

李可老中医的弟子刘力红先生在推广他的"导引疗法"时就说到"左病右治，右病左治"的治疗思路，源于"阴中求阳，阳中引阴"的理论。

阴阳互生、互根，在一定条件下还相互转化。在人体，上为阳，下为阴；右为阳，左为阴。所以才化生出了左病右治、右病左治、上病下治、下病上治的方法。

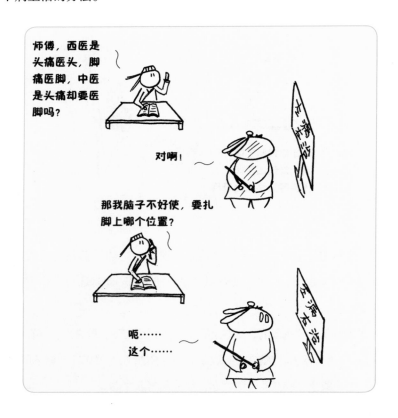

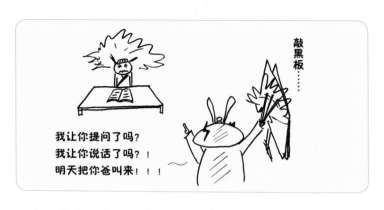

比如，在中医里，头顶痛可以扎脚上的太冲穴，因为头顶是肝经循行的地方，头顶痛归肝经管。而太冲穴是肝经的原穴，可以治疗由肝经引起的头痛、头晕、目赤肿痛、胁肋痛等上半身的病症。

再比如，你有虚火上炎的症状：咽喉炎、口腔溃疡、眼睛赤痛、长痘痘，就可以在脚底板的肾经涌泉穴，用按压、艾灸，或者贴大蒜瓣儿的办法，引火下行来进行治疗。

而左右病互治，最常用在四肢扭伤方面。假如左脚脚踝崴了，你千万不要用力去揉患处，否则有可能导致更加严重的瘀血和肿痛，此时你要做的就是按揉右脚相对应的部位。因为两边的经络是完全一致并相通的，在你疏通右边的经络和气血的时候，左边也会跟着恢复，而且绝对不会加重病情。

这种方法我用过很多次，在一般情况下，即使是非常严重的脚扭伤，也能奇迹般地很快恢复。

我有个关系很好的姐姐，前阵子在锻炼的时候不小心崴了左脚，可她并没有在意，还继续暴走，结果晚上回家后脚踝越来越疼，肿得非常厉害，碰都不能碰，更别说下地了。

我给她打电话的时候，她正在用雪糕敷患处，因为家里找不到冰袋。我就跟她说："你按揉右脚上左脚受伤的相同部位，然后一边按，一边慢慢地转动左脚。"她将信将疑："这样也行啊？"我说："对啊，你就按你没受伤的脚就可以了。"

我还特别提醒她："你在你的右手腕周围慢慢地按压一下，一定可以找到一个点，非常痛。"她立刻按我说的找了一下，果然在右手腕的附近，也是和脚踝差不多对应的位置，找到了一个痛点。

我说："你今晚就干两件事：一件是按揉右脚的脚踝；另一件是按揉右手腕上的痛点。什么时候你的右脚被你按疼了，而右手的痛点按得不疼了，你的左脚就要好了。"

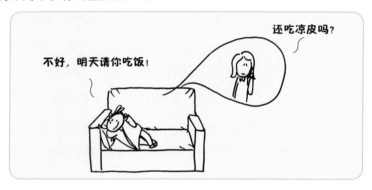

第二天上午，她并没有给我反馈，我只是看到她在发朋友圈，说是和朋友跑出去看房子了，还配了好多她在花园中拍的照片……（哼，女人就是这样，好了疼痛忘了我）

这种左右、上下互治，其实就是阴证用阳药、阳证用阴药的道理。对于崴伤的左脚来说，伤在阴，治在阳（右脚为阳。对于脚，手又为阳）。

类似治疗四肢扭伤的例子简直太多了，会针灸的大夫经常用，不胜枚举。我们不会用针法的，按揉或者艾灸都可以取效。只要知道这个道理，举一反三就好。而且扭伤这种病，越是及时治疗效果越好。作为有孩子的家长更是一定要知道，千万别在孩子手脚扭伤的时候用力搓揉患处，这往往会让伤势更严重。

另外，因为人体前为阴后为阳，阴阳互治的道理也是完全一样的。下面，我再举一个前病后治的例子：

前几个月有一天，不知道是不是伏案工作太久，我的右肩膀下面靠近肩胛骨附近，有一根筋好像扭着了，非常疼痛。然而由于位置不好，我够不着，无法按摩，只好自己站起来伸伸胳膊、扭扭脖子，来缓解一下。

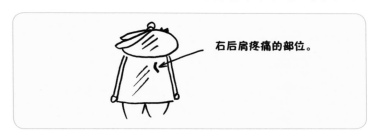

右后肩疼痛的部位。

可是到了晚上，疼痛加剧，已经非常难受了。几次想找老崔帮忙揉揉，可是看着妈妈那忙碌而操劳的背影，我犹豫了……

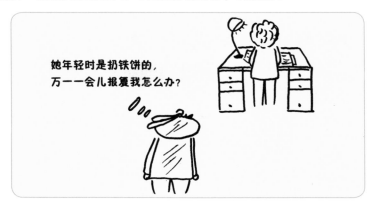

她年轻时是扔铁饼的，万一一会儿报复我怎么办？

我只好忍痛爬上床，可怎么睡都不舒服，左躺不行，右躺也不行。正在发愁的时候，灵光一现，突然想起了"左病右治"的道理，赶紧起身坐起来。我的疼痛发生在后背肩胛骨靠右边的地方，所以我就在我的左前胸相对应的区域找痛点，结果……还真的有啊！

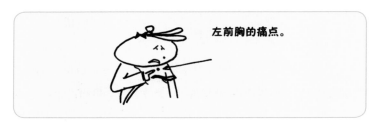

左前胸的痛点。

这个点很痛，我就轻轻地按揉它，然后时不时地再转动一下右膀子，这样按揉了 15 分钟左右，我就……困了……

然后我倒头就睡着了。

第二天，已经基本好了。后肩胛骨原来疼痛的地方只有微微的不适感，然后活动活动就彻底没事儿了。

就是这么神奇，不用多说，你们下次有机会一定要试试。另外，**还有比较常用的就是腰背疼痛按揉膝腘处，也就是膀胱经的委中穴这个地方**。《内经》中说："腰背委中求。"也就是说，腰背疼痛的问题都可以用委中穴进行治疗。道理其实也是一样的。

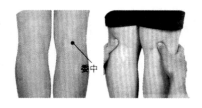

委中

其他还有诸如腿脚疼痛麻木，就按揉另一条腿。膝盖冷痛，可以艾灸另一个膝盖……你们完全可以自由发挥，不必拘泥。

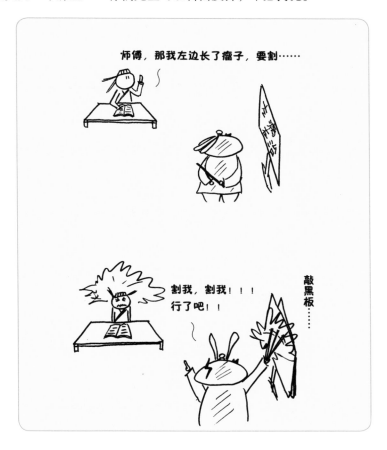

辟谷，你真的
准备好了吗？

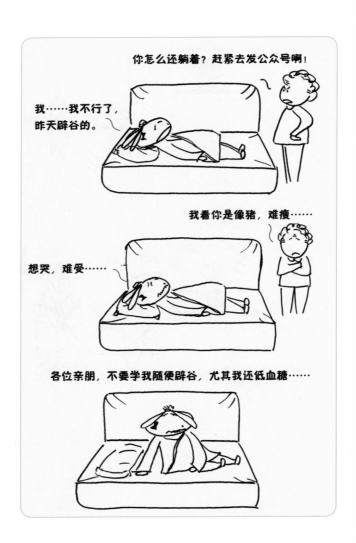

现在不是最流行辟谷吗？我为了做个弄潮儿，昨天也学别人绝食了一天，结果……今天就彻底瘫了。

虽然是学中医的，但是对于辟谷我根本不懂，我这种最多只能算得上是轻断食，离辟谷差得远呢！今天发一篇我好朋友写在她朋友圈里的一篇关于辟谷的文章，和你们分享一下真正辟谷人的感受，我……我就是从辟谷的全世界路过的人……

哦，对了，如果你们好奇我怎么会低血糖的，不怕告诉你们，我就是年轻时减肥不吃主食，饿成低血糖的……好了，不说了，老崔做好了韭菜饼，我刚刚为了尝咸淡才吃了2个，马上去正常吃午饭啦。拜拜。

2015年秋，第一次听老同学给我讲起辟谷，由于原来对西方的断食有点了解，也看过两本书后尝试过几次，而且方法简单可行，所以一听辟谷，我很快就和老同学碰撞出了火花，马上开始第一次辟谷。由于以前体验过断食一天很容易做到，所以决定从每个月辟谷一天开始尝试。老同学说：坚持就好，随顺！

第一次一天的辟谷至今难忘，说实话不饿，一天也很快过去了，最难受的是冷！就像患了重感冒一样全身发冷，冷得无处可躲……同时口干、口涩。老同学告诉我这是在排体内的寒气，想来也对，早些年我经常头痛，一头痛感觉吃个雪糕就会轻快许多，于是，好多年的夏天，每天2根雪糕那是标配，也难怪身体寒气大！唉！吃那么多的雪糕迟早是需要身体还的！一切身体的不适，辟谷复食后迅速恢复正常。就这样，在内蒙古的寒冬中，在每次辟谷都感觉快要冻死的体会中，在头痛严重的排病反应中，我每个月辟谷一天，坚持了半年。

　　随着身边好友的关注，大家决定一起辟谷。我在闺密的撺掇和鼓励下，今年5月开始了每个月三天的辟谷。辟谷第一天没感觉，很轻松就结束了，三天就不一样了，最大的反应是"馋"。我是我们圈子里的"超级至尊吃货"，对美食的追求就是想吃什么就吃什么，而且需要不断发现美食、开发美食……总之，吃在我生命中是相当美好的一件大事，我的人生很多乐趣来自吃！……可想而知，三天不吃饭对于一个"吃货"来说是多么大的考验，脑子里飘来飘去的全是好吃的……到了辟谷第二天，排病反应各种不舒服，脑子里总在问一个问题：何苦自己为难自己？可是……都在大家面前表态了，三天……不能丢人吧？又想想辟谷以后，心明眼亮的感觉，还是坚持下来了。

　　第二次三天辟谷正好是闺女中考期间，我请假三天，每天给闺女做饭！一日三餐！闻着饭的味道，那个馋啊！第二天，看着那碗香喷喷的牛肉面，差一点就动筷子了……最后还是一跺脚！忍了！这次印象最深的就是昏睡……真的睡得昏天黑地！说好要一早陪女儿走到考场、说好晚上跑步锻炼的……统统拉倒。有时间就睡觉，特别是辟谷的第三天，早上10点起床做饭，中午午睡到下午4点起来做晚饭，晚上8点接着进入昏迷般睡眠……哎呀！哪来那么多的觉啊！

　　9月的那次辟谷也是我这一年中记忆最深的。那次辟谷赶上搬家，三天，从早忙到晚，每天早上6点起，晚上干到12点，辛苦得忘了自己在辟谷！没有枣，也喝不上水，急匆匆地完成辟谷操……就这样劳累的三天，精神状态却好得不得了，都不知道自己哪儿来的"洪荒之力"搞定了那么多的事情。

现在，我的第六次三天辟谷马上要结束了，而且一次比一次轻松，状态也越来越好。要说变化，我想主要有以下几个方面：

第一是对吃的欲望大大减少了，想吃的没那么多了，吃的量也少了许多，饮食也清淡了许多。

第二是血压，最近3个月已经不吃降压药了，血压应该是正常的，之所以说应该正常，是因为我不经常量，以自己不难受为准。

第三是最近一个多月没头痛，每天像个小陀螺一样忙忙叨叨，人却格外精神。

第四是乳房胀痛的感觉没有了，我猜测要是去做检查，可能我很严重的乳腺增生会好很多吧。

第五是对我一个大胖子来说最开心的，就是在这一段时间里，减重的成果保持在6斤左右，虽然不多，但是身体收紧了不少，大家都说我明显瘦了。

在我和好朋友的影响下，最近我们单位10多个人和我一起辟谷，她们也坚持了3个多月了，大家都说看到效果了！

关于辟谷方法我分享几点：

1.辟谷不是单纯地不吃，而是要有方法，每次辟谷都有规定的时间。我和我同学学习的辟谷法是佛家的一个方法，每天早、中、晚餐可以吃三颗枣，可以喝白开水，要认认真真地做辟谷操，念辟谷口诀。

2.会有一点饿，但是更多的是馋！三天里也不会越来越饿，如果辟谷操到位，心态放轻松是不饿的！

3.可能会有一些排病反应，会感到身体不适，比如头晕、口干、身体的某些部位疼痛等，这些都是身体在辟谷期间的正常调节反应，辟谷后就自然恢复。

4. 在辟谷的几天里，体重降得很多，但是复食后会反弹回来，能保留多少胜利成果，关键是看复食以后你怎么吃，大吃肯定会很快恢复到原位的。

最后就是要隆重地感恩身边的好友！感恩美好的遇见！生活需要美好。